DE

L'OPHTHALMIE SYMPATHIQUE

ET SPÉCIALEMENT DE SON TRAITEMENT PAR

L'ÉNUCLÉATION

RÉSULTATS IMMÉDIATS ET ÉLOIGNÉS.

DE 90 CAS OBSERVÉS ET TRAITÉS PAR CETTE MÉTHODE DANS LES HOPITAUX DE LYON

Avec un tableau des suites opératoires de 207 énucléations.

PAR

J. C. VIGNAUX,

Docteur en médecine de la Faculté de Paris,
Ex-interne des hôpitaux et de la Maternité de Lyon,
Des hôpitaux de Toulouse,
Lauréat de la Faculté de médecine de Montpellier.

PARIS

LIBRAIRIE J.-B. BAILLIÈRE ET FILS

19, rue Hautefeuille, près du boulevard St-Germain

1877

DE

L'OPHTHALMIE SYMPATHIQUE

ET SPÉCIALEMENT DE SON TRAITEMENT

PAR L'ÉNUCLÉATION

DE

L'OPHTHALMIE SYMPATHIQUE

ET SPÉCIALEMENT DE SON TRAITEMENT PAR

L'ÉNUCLÉATION

RÉSULTATS IMMÉDIATS ET ÉLOIGNÉS

DE 90 CAS OBSERVÉS ET TRAITÉS PAR CETTE MÉTHODE DANS LES HOPITAUX DE LYON

Avec un tableau des suites opératoires de 207 énucléations.

PAR

C. VIGNAUX,

Docteur en médecine de la Faculté de Paris,
Ex-interne des hôpitaux et de la Maternité de Lyon,
Des hôpitaux de Toulouse,
Lauréat de la Faculté de médecine de Montpellier.

PARIS

LIBRAIRIE J.-B. BAILLIÈRE ET FILS

19, rue Hautefeuille, près du boulevard St-Germain

1877

AVANT-PROPOS.

Pendant notre internat à l'Hôtel-Dieu de Lyon, M. Gayet, chirurgien de cet hôpital, qui s'occupe avec distinction et d'une façon toute spéciale de chirurgie oculaire, a bien voulu nous encourager à entreprendre une étude approfondie d'une des questions les plus importantes de l'ophthalmologie.

Avec ses bienveillantes indications, nous avons consulté les travaux les plus autorisés et nous nous sommes appliqué à suivre les résultats des nombreuses opérations d'énucléation dont nous avons été témoin.

Les auteurs, à part quelques observations détaillées où les suites tardives de l'opération ont été notées avec soin, ne donnent dans leurs statistiques d'énucléations pour cause d'ophthalmie sympathique que des résultats immédiats ou rapprochés.

Pour nous, grâce au soin que nous avons eu de conserver toutes les adresses des opérés, il nous a été possible, après des intervalles de un à sept ans, de constater l'état de leur vision soit par nous-même, soit par lettre.

L'importance qu'il y a à connaître les résultats éloignés de l'énucléation est bien démontrée par leur comparaison avec les résultats immédiats, comme on peut s'en convaincre par la lecture des tableaux joints à ce travail. Souvent dans telle classe de cas, bien que les malades fussent sortis dans un état stationnaire ou même amélioré, la maladie s'est réveillée et aggravée plus tard jusqu'à la cécité. Dans telle autre classe de cas, au contraire, des malades qui n'étaient partis qu'avec une amélioration même lente, ont vu celle-ci progresser presque toujours et la guérison s'établir définitive.

Pour prouver la bénignité de l'énucléation, nous avons dressé un tableau des suites du traumatisme opératoire dans 207 cas où elle a été pratiquée pour des causes diverses.

Nous avons eu la pensée de compléter notre travail en y ajoutant un index bibliographique général, aussi complet que possible, de tout ce qui a été publié sur l'ophthalmie sympathique.

Que M. le professeur Gayet, dont la compétence en pareille matière est justement appréciée, veuille bien recevoir ici l'expression publique de notre reconnaissance. Qu'il nous pardonne si l'élève s'est montré insuffisant à développer les idées du maître.

Nous remercions aussi MM. les Drs Daniel Mollière, Eugène Vincent, notre ami M. Paul Cassin, M. Aulas et M. Paul Valat, pour le bienveillant concours qu'ils nous ont prêté dans nos recherches.

DE

L'OPHTHALMIE SYMPATHIQUE

ET SPÉCIALEMENT DE SON TRAITEMENT

PAR

L'ÉNUCLÉATION

Résultats immédiats et éloignés de 90 cas

OBSERVÉS ET TRAITÉS DANS LES HOPITAUX DE LYON

Avec un tableau des suites opératoires de 207 énucléations

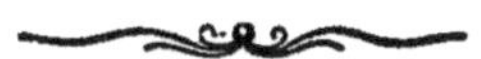

I

Histoire de l'Ophthalmie sympathique

L'ophthalmie sympathique est l'ensemble des troubles fonctionnels ou trophiques, qui peuveut être provoqués sur un œil par une lésion traumatique ou spontanée ayant primitivement intéressé l'autre. Telle doit être cette définition, moins restreinte que celle de Mackenzie. Ne lui connaissant de cause que le traumatisme, ce dernier auteur avait créé le nom d'ophthalmie sympathique, pour les cas dans lesquels une blessure d'un œil était suivie d'une inflammation particulière del'autre; cette inflammation se développait généralement peu de temps après l'accident et se montrait très -dangereuse et très-rebelle.

On peut antérieurement à la publication de Mackenzie trouver dans les auteurs des notions sur l'ophthalmie sympathique. Sans parler des observations très-discutables de Thomas Bartholin, Bidloo et Tissot, nous voyons que c'est en France qu'a été d'abord signalée par Demours (1) l'existence des affections sympathiques. Quoique son traité (1818) ne renferme pas de chapitre spécial, ce mérite ne peut lui être disputé ni pour Wardrop, ni pour Burton, ni pour Himly, dont les travaux publiés à Londres ou à Berlin sont postérieurs à celui de Demours. Après ce dernier, Wardrop, « In anatomy of the human eye, 1819, » parlant de l'affection sympathique, conseille la destruction de l'œil, dont la lésion est la cause de la maladie ; cette opération qui n'est, dit-il, pratiquée que par les vétérinaires, pourrait être adoptée avec avantage chez l'homme.

Plus tard, en 1835, Burton rapportait « dans le London médical Gazette » l'histoire de sept malades qui avaient dans un œil un corps étranger, et dans l'autre un état d'irritation ou de cécité par le fait du premier. Laugier, traducteur de Mackenzie, parle d'une ophthalmie sym-

(1) Demours. Traité des maladies des yeux. Paris 1818, obs. nᵒˢ 147, 196, 282, 298, 302. « Il est d'autant plus nécessaire, dit-il, d'apporter la plus grande attention aux suites d'une forte contusion ou d'une blessure faite à l'un des deux yeux que dans plusieurs cas on a vu l'autre œil s'affecter sympathiquement à la suite de la perte du premier.» Il rapporte deux cas, où la blessure d'un œil amena la cécité complète de l'autre et un troisième, où la perte de la vue ne fut conjurée que par des moyens prophylactiques et peut-être pour peu de temps. Selon lui cette affection est suivie de paralysie de l'organe immédiat de la vision avec menace d'opacité des milieux transparents.

pathique observée par lui en juillet 1843, dont il avait annoncé à l'avance l'apparition probable ; il traita le malade par l'agrandissement de l'ouverture de la plaie, et l'extraction du corps étranger amena la guérison de l'œil menacé. L'ophthalmie sympathique était donc un peu connue en France avant l'apparition du livre de Mackenzie.

A la même date de 1843, Himly en Allemagne écrivait, « thèse de M. Ledoux » : « Il y a une ophthalmie sympathique particulière, qui probablement est causée par une névrite propagée. Un coup ou une blessure, qui entre dans les parties profondes de l'œil et qui produit dans cet œil une affection générale, amène à la suite de cette inflammation une action semblable délétère de l'œil non blessé. Cela arrive même lorsque celui-ci a été perdu depuis longtemps ou qu'il est devenu un moignon cicatriciel ; le pronostic est très-grave et il est très-nécessaire de ménager complètement le deuxième œil pendant plusieurs mois après la blessure. »

Néanmoins Mackenzie (1) est le premier qui, dans son Traité des maladies des yeux publié en 1844, ait systématisé l'ophthalmie sympathique et en ait donné un tableau presque complet. Dans un chapitre spécial, qu'il consacre à l'étude de l'ophthalmie réflexe, il décrivit l'iritis grave sympathique ; cette maladie longue et rebelle au traitement était considérée par lui comme une des inflammations les plus dangereuses, puisqu'il n'aurait vu

______

(1) Makenzie. Observations des régistres de Glasgow eye infirmary : obs. 404. Henri Paterson, 25 ans, 31 janvier 1827. Obs. 407. Robert Finláy, 34 ans, 5 juillet 1837. Obs. 408 Jone Gartshore, 15 ans, 30 avril 1838. Obs. 409 Mill David 38 ans, 30 août 1838. Obs. 405 et obs. 406.

guérir qu'un cas d'ophthalmie sympathique. Dans l'étiologie il attache une grande importance à la hernie de l'iris et au tiraillement de cette membrane par suite de son enclavement dans une cicatrice; les blessures de la rétine lui paraissent donner une prédisposition particulière aux affections sympathiques. Il n'a jamais vu des opérations pratiquées sur l'œil amener ce résultat.

Les symptômes de cette ophthalmie sont ceux de la rétinite et de l'iritis. La perte de la vue, qui survient tout d'abord indique que la rétine est prise dès le commencement. L'inflammation de la rétine constitue donc pour Mackenzie un des traits principaux de l'inflammation sympathique : '« photopsie, photophobie, douleurs variables » puis viennent s'y ajouter l'iritis « teinte vert sale de l'iris, flexibilité de la capsule » et graduellement la désorganisation de tous les tissus internes de l'œil. Cette affection, qui débute cinq à six semaines après l'accident de l'autre œil, se termine souvent par l'atrophie et l'amaurose absolue de l'œil secondairement affecté, amaurose quelquefois plus rapide et plus complète que celle de l'œil, qui a reçu la blessure.

Il établit ainsi la pathogénie de l'affection :

1° Les vaisseaux d'un œil étant dans l'état de congestion propre à l'inflammation transmettent à ceux du côté opposé, avec lesquels il communiquent dans le crâne, une disposition semblable;

2° Voie plus importante, *les nerfs ciliaires*;

3° Voie principale, *le nerf optique*.

Après avoir constaté l'inefficacité du traitement médical, s'appuyant sur les faits de Wardrop, Lawrence, Wharton Jones, l'auteur indique de vider l'œil blessé, comme l'a conseillé Wardrop et comme Barton et Crampton l'ont pratiqué avec succès.

L'importance de la question fut donc mise en pleine évidence par le livre du professeur de Glasgow. En 1849, Tavignot présente une description de l'iritis sympathique dans la Gazette des hôpitaux; il ne croit pas comme Mackenzie à la nécessité d'une rétinite dans l'œil blessé pour causer les accidents de l'autre œil. Il fait de cette espèce d'iritis, dont à ses yeux la gravité a été exagérée, un glaucome névralgique aigu; c'est une névralgie ciliaire sympathique, qui produit d'abord une congestion, puis une inflammation.

En 1854, White Cooper remarque fréquemment l'iridochoroïdite sympathique, lorsque le premier œil a été détruit par une lésion traumatique. Il se pose même la question capitale de l'énucléation, on ne sait pas s'il la essayée.

Augustin Prichard, de Bristol, a été le premier qui ait pratiqué l'extirpation du globe pour cause d'ophthalmie sympathique. En 1854, il déclarait que l'extirpation du premier œil devait être faite aussitôt que l'autre présentait des symptômes graves. Outre ses deux observations d'extirpation, il fournissait un tableau de vingt cas démontrant la terminaison si funeste de l'ophthalmie sympathique.

La pratique radicale et hardie du chirurgien de Bristol rencontra tout d'abord des détracteurs.

En 1855, Taylor pense que cette maladie est moins grave que ne l'avait cru Mackenzie et que Prichard a tort d'enlever tout le globe, puisque Walton et lui ont obtenu la guérison dans huit cas par l'incision de la cornée.

Taylor ne restreint pas les causes occasionnelles de la sympathie aux lésions traumatiques de la partie antérieure de l'œil ; selon lui la destruction idiopathique du premier œil peut donner naissance à des produits morbides, qui entretiennent une irritation capable d'exercer une influence pernicieuse, comme un cristallin crétacé faisant l'office de corps étranger. Pour Taylor le genre de lésion est indifférent au développement de la sympathie.

En 1857, de Graefe, se défiant de l'énucléation, chercha un autre moyen dans la provocation d'une choroïdite purulente ou dans la pratique de l'iridectomie ; il ne tarda pas à se convaincre que l'iridectomie était impuissante ; il se déclara plus tard partisan de l'énucléation.

Donders fut le premier à séparer cliniquement de la vraie ophthalmie sympathique maligne la névrose sympathique, qui en avait été considérée jusque-là comme le phénomène précurseur ; il nia la transformation possible de celle-ci en celle-là. Il avait eu un cas, où le spasme des paupières et la photophobie avaient pu faire croire à la cécité et où l'énucléation amena une guérison instantanée.

En 1858, Muller prouve l'importance des nerfs ciliaires pour la propagation de l'ophthalmie sympathique ; il la place de beaucoup au premier rang sans nier absolument toute propagation possible par le nerf optique ; mais en 1862 ce rôle de conducteur lui était absolument refusé par Pagenstecher, qui considère comme démontré le rôle des nerfs ciliaires dans la transmission de l'irritation, mais seulement par les fibres nutritives du système sympathique, qui accompagnent les nerfs ciliaires.

Dans les 12 cas, où il a pratiqué l'énucléation, Pagenstecher remarque que ce sont presque exclusivement les parties dépendantes du système nerveux ciliaire (Iris, corps ciliaire, choroïde) qui par leur altération entraînent l'ophthalmie sympathique.

Au congrès de Heidelberg, en 1863, Critchett signale la marche insidieuse de l'affection, sa résistance au traitement médical et même chirurgical, la difficulté et souvent l'inutilité de l'iridectomie, l'impuissance fréquente de l'énucléation. Il mentionne deux cas d'ophthalmie sympathique consécutifs à une opération de cataracte.

De Graefe ajoute aux causes traumatiques les hémorrhagies intra-oculaires répétées et certains dépôts calcaires.

Tandis que Muller avait montré le lieu d'origine et de propagation de l'ophthalmie sympathique, de Græfe en trouvait le symptôme clinique dans la sensibilité au toucher de la région ciliaire, précisait les indications de l'énucléation et proposait de lui substituer dans certains cas la section des nerfs ciliaires. Cette section fut d'abord pratiquée par le Dr E. Meyer.

Rheindorf, en 1865, décrivit une nouvelle manifestation de l'ophthalmie sympathique : l'irido-kératite.

Galezowski prétend avoir été le premier à démontrer cette forme ; tandis que M. Wecker soutenait que ce n'est pas l'iritis, mais l'irido-cyclite, qui est la plus fréquente des affections sympathiques.

En 1866, Rondeau est partisan de l'énucléation, mais il propose, avant de l'employer, de pratiquer la section du nerf optique, des nerfs ciliaires et de l'artère centrale.

La même année dans ses Archives (vol. XII), de Græfe écrivait : « Je n'incline plus à admettre qu'un surcroît de tension seul avec ou sans ectasie, ou des hémorrhagies intra-oculaires répétées puissent par elles mêmes provoquer des ophthalmies sympathiques, mais je crois que tous ces états morbides engendrent l'affection par l'auxiliaire d'une cyclite hyperplastique, qui vient s'y joindre. »

En 1867, Mooren fait remarquer la fréquence des cas non traumatiques. A propos d'un fait personnel il remet en question la propagation possible par le nerf optique.

A l'irido-choroïdite plastique et séreuse, à l'iridokératite viennent s'ajouter un grand nombre de formes, dont les troubles étaient purement fonctionnels et qu'on désignait sous le terme général d'ophthalmie sympathique sans trouble des milieux.

Rondeau et Mooren observaient l'atrophie de la papille. De Græfe, Rondeau, Mooren, Dolbeau et Galezowski signalaient la rétinite et surtout la rétino-choroïdite sympathique. L'existence de l'excavation de la papille comme manisfestation de l'ophthalmie sympathique était prouvée par de Græfe, par Rondeau et plus tard par Horner.

En 1869, le mémoire de Laqueur contient une bonne classification des différentes formes de l'ophthalmie sympathique ; il étudie avec grand soin certains faits d'interruption ou de disparition intermittente de la vision, que Liebreicht avait déjà signalée au congrès de Heidelberg de 1863. En Espagne, les Drs Osio, Chirat, Toro, Carreras y Arago adoptent l'énucléation comme méthode curative et préventive.

En 1873, Dransart étudie les formes papillaires de l'ophthalmie sympathique.

Au terme générique d'ophthalmie sympathique on substitue les mots cyclite, irido-cyclite, irido-choroïdite, rétinite, kératite, irritation nerveuse, etc., sympathique ou par sympathie ; façon claire de localiser utilement les manifestations, dont il s'agit.

Les récents travaux de Mooren, Arlt, Rossander et Warlomont ont complété l'étude de l'ophthalmie sympathique. Leurs conclusions tendent à faire admettre l'énucléation comme méthode générale de traitement curatif et préventif, ce qui n'a pas empêché M. Boucheron de publier l'année dernière encore dans la Gazette médicale de Paris une note sur la résection des nerfs ciliaires et du nerf optique en arrière du globe oculaire. Ce nouveau procédé pourrait d'après son auteur être substitué à l'énucléation dans tous les cas, à moins que la suppuration ne soit certaine, Comme on le voit, l'ophthalmie sympathique a été l'objet d'un grand nombre de travaux et c'est aujourd'hui une des questions les mieux étudiées de l'ophthalmologie.

II.

Description de l'ophthalmie sympathique ; ses formes.

L'ophthalmie sympathique est une maladie qui se rencontre encore souvent ; il est difficile d'établir son degré de fréquence par rapport aux autres affections oculaires. Les statistiques, que l'on pourrait faire dans les hôpitaux ou dans les consultations ophthalmologiques, donneraient des résultats bien différents. La statistique hospitalière serait bien plus chargée, parce que l'affection sympathique compte parmi les cas graves admis d'urgence à l'hôpital, tandis que pour un grand nombre d'autres lésions moindres, que l'on voit aux consultations, les malades ne se présentent pas à l'hôpital ou ne pourraient y être admis. Nous n'avons pas dressé de statistique à cet effet ; qu'il nous suffise de dire que, dans une période de treize années, Mooren seul a pu traiter plus de 150 personnes atteintes d'ophthalmie sympathique, et que pendant la seule année 1873, il a fait 46 énucléations comme moyen de traitement curatif ou préventif de cette affection.

Le caractère habituel de l'ophthalmie sympathique, est une effusion rapide de lymphe dans tous les tissus qu'elle envahit, lymphe susceptible d'une prompte organisation.

La maladie confirmée consiste généralement, au point de vue anatomique, en une irido-cyclite qui se manifeste par un dépôt d'exsudats fibro-plastiques, soit sur la face postérieure de l'iris, et jusqu'au corps vitré, soit sur sa face antérieure. Enfin, quelquefois elle s'exprime par une augmentation d'épanchement séreux dans le corps vitré, qu'on appelle glaucome secondaire. Ces derniers cas ont été décrits par de Graefe sous le nom d'amaurose sympathique.

Lorsqu'on ne peut pas démontrer un état irritatif ou inflammatoire, persistant ou récidivant du corps ciliaire dans le premier œil, on n'est pas autorisé à voir une affection sympathique dans la maladie du second ; telle est l'opinion du professeur Arlt. Cependant, il y a des cas où des ossifications ou des dépôts dégénérés ont provoqué une réaction sympathique évidente sur le second œil, sans irriter d'une façon manifeste le bulbe même qui les renfermait ; la guérison immédiate dans ces cas, par la suppression du premier œil, prouve la nature sympathique de l'affection du second.

Les caractères de l'irido-cyclite sympathique ne sont pas suffisants pour en établir le diagnostic ; par eux-mêmes, ils ne peuvent qu'éveiller le soupçon sur une cause réflexe.

Les globes frappés par l'ophthalmie sympathique se ratatinent, et il est exceptionnel qu'il y ait un temps d'arrêt qui permette une opération sur cet œil. La plupart du temps l'iris devient feutré, spongieux, rougeâtre et paraît collé dans sa totalité contre la cornée ; ensuite, il se recouvre en arrière d'une couenne épaisse ; pour en marquer la consistance, de Graefe se servait de l'expression de *croûtes fibreuses* ; le tissu irien s'atrophie, pâlit, jaunit peu à peu, et prend même un aspect marmoréen (avec un pointillé sombre), ainsi que le signale le professeur Arlt.

Lorsque la pupille n'est pas couverte par les exsudats, la sensation lumineuse s'éteint peu à peu par suite du ratatinement progressif du corps vitré. La vision quantitative peut encore persister quelque temps à l'état misérable, mais la phthisie et la phthisie complète du bulbe, ne tarde pas à survenir comme dernier terme de cette dangereuse inflammation.

Plutôt que de nous étendre sur une description générale de l'ophthalmie sympathique, nous passerons en revue les différentes formes sous lesquelles elle se manifeste. La division et la classification des formes rendra l'étude de l'affection sympathique moins confuse et plus fructueuse au point de vue des indications opératoires qui font l'objet de notre travail. Nous parlerons en particulier des formes sans lésions matérielles apparentes, et, en second lieu, des formes avec lésions matérielles diverses.

I° Ophthalmie sympathique sous la forme irritative.

Il importe de distinguer l'irritation sympathique de l'ophthalmie sympathique maligne. La forme irritative peut être représentée par un syndrôme plus ou moins complet, et par un ou deux symptômes d'intensité et d'importance variables.

1° *Asthénopie accommodative sympathique.* — L'œil ne peut lire ou travailler finement sans éprouver de la fatigue, de la tension, ce qui dû à la diminution du pouvoir accommodatif ; le « punctum proximum » est porté plus loin, et chaque effort d'accommodation rend l'œil irritable. Cela s'explique par un défaut d'innervation du muscle ciliaire, et par la difficulté de maintenir une contraction un peu prolongée. L'intégrité des mouvements de l'iris existe. On ne doit pas confondre cet état, dans lequel l'accommodation un peu prolongée est impossible, parce qu'elle provoque des douleurs, avec l'asthénopie, suite d'une diminution de la latitude de l'accommodation, car cette affection peut exister depuis longtemps et à un haut degré, sans que la latitude de l'accommodation soit diminuée. M. Laqueur en cite une bonne observation.

2° *Névralgies ciliaires sympathiques.* — Elles sont nonseulement la conséquence des efforts accommodatifs, mais encore une manifestation directe de l'ophthalmie sympathique. Ces douleurs peuvent siéger dans la région péri-orbitaire ou dans le globe lui-même. Dans ce dernier cas, la pression les exaspère énormément. Leur apparition, leur exaltation ou leur apaisement, est souvent en rapport avec l'état actif d'irritation ou de calme relatif de l'autre œil ; la règle cependant offre des exceptions. Il faut distinguer ces douleurs de celles qui proviennent de l'irradiation des névralgies de l'œil blessé ou primitivement malade. Dans le cas de l'irradiation, les malades sentent la douleur se continuer par le front, depuis la région sus-orbitaire du premier œil, jusqu'à la région correspondante du second.

3° *Photophobie et larmoiement sympathiques.*—La photophobie et le larmoiement accompagnent presque toujours l'asthénopie accommodative et les névralgies ciliaires, quelquefois ces deux symptômes peuvent se montrer seuls et avoir aussi une intensité plus grande l'un que l'autre, sans cesser pour cela d'être une manifestation évidente de l'ophthalmie sympathique.

Asthénopie accommodative, névralgies ciliaires, photophobie et larmoiement, voilà ce qui constitue ce qu'on appelle d'ordinaire l'ophthalmie sympathique irritative nerveuse. Ces troubles sont souvent passagers; le repos de l'organe les diminue et les fait disparaître; le travail les fait naître et les exaspère; rarement ils affectent un caractère périodique régulier. A ces désordres fonctionnels, vient souvent s'en joindre un autre : la diminution de l'acuité visuelle, toujours bien entendu en dehors des cas où existent des altérations organiques.

4° *Amblyopie sympathique*. — La diminution de l'acuité visuelle se fait lentement sans qu'on trouve la moindre altération du fond de l'œil; on l'a vu souvent s'aggraver pendant les exacerbations inflammatoires de l'autre œil. Elle peut apparaître ou disparaître spontanément, se compliquer de brouillards, de scotomes du champ visuel. Le plus souvent, cette diminution d'acuité accompagne les phénomènes précédents, tandis que l'amblyopie est rare comme manifestation exclusive de l'ophthalmie sympathique; elle a été confondue plusieurs fois avec l'atrophie commençante du nerf optique. Néanmoins, son existence au titre sympathique n'en est pas moins démontrée; ce qui le prouve, c'est que la suppression de la cause relève promptement, sinon immédiatement, une acuité descendue à 1/2 ou à 1/4. Les deux cas de Cohn présentèrent une amblyopie sympathique simple sans phénomènes inflammatoires ; il est du reste difficile, vu la facilité qu'a la rétine de se fatiguer dans ces cas, de déterminer exactement le degré d'acuité visuelle, et d'établir s'il y a vraiment amblyopie.

5° *Interruption ou disparition de la vision par intervalles limités.* — C'est la disparition de l'objet fixé signalée par Liebreicht en 1863 ; elle a été bien étudiée par M. Laqueur qui s'est appuyé sur les recherches de M. Auber (Physiologie de la rétine). Ce sont des interruptions de la vision centrale qui durent de une demi-minute à une minute ; elles sont dues à un obscurcissement du champ visuel ; elles se produisent irrégulièrement, et, pendant qu'elles ont lieu, l'objet fixé disparaît. M. Laqueur considère ces faits comme l'exagération des phénomènes physiologiques, parce que les mêmes oscillations peuvent être observées dans des conditions normales lorsqu'on fixe énergiquement avec un œil, l'autre étant fermé. Deux observations sont citées à l'appui par M. Laqueur ; dans les deux cas, le premier œil avait été perdu par traumatisme ; les symptômes en question se présentaient surtout dans la période d'exagération de la sensibilité. Quoi qu'il en soit, ces faits sont extrêmement rares.

6° *Forme grave irritative.* — Donders a encore parlé d'une forme d'irritation sous le nom de névrose sympathique, qui se distingue par l'intensité de la photophobie et du larmoiement et aussi par un spasme des paupières, qui empêche d'ouvrir les yeux. Ces phénomènes peuvent être poussés à un si haut degré que le malade se croit aveugle, tandis qu'il n'y a pas d'affaiblissement visuel, que l'acuité est normale; l'énucléation, en effet, fait disparaître tous les symptômes et d'une façon immédiate. Partant de ces faits, Donders soutient que la forme nerveuse irritative ne peut se transformer en la forme maligne de l'ophthalmie sympathique : c'est donc une question encore débattue que de savoir si l'irritation sympathique doit être considérée comme un état prémonitoire de l'ophthalmie sympathique grave ou regardée comme complètement différente, n'ayant pas le même caractère et ne pouvant en aucune façon servir de chemin pour y arriver.

L'opinion de Donders a été combattue par beaucoup d'auteurs et notamment par Rossander. Pour nous, il suffit que ce passage ait la possibilité de s'effectuer pour que nous regardions l'irritation sympathique comme une menace constante d'un malheur plus grand et que nous prenions nos mesures en conséquence.

Il n'est pas nécessaire que tous les symptômes soient au complet pour déceler l'ophthalmie sympathique ; il suffit qu'elle se manifeste par un ou plusieurs d'entre eux pour que son existence soit démontrée. Nous les réunissons tous sous la forme d'ophthalmie sympathique irritative, parce que dans toutes ses variétés elle est justiciable du même traitement.

II. — OPHTHALMIE SYMPATHIQUE AVEC LÉSIONS MATÉRIELLES DIVERSES

1° *Forme maligne*. — *Iritis-plastique. Irido-cyclite. Irido-choroïdite*. — Cette forme est représentée par l'iritis plastique maligne, la cyclite et la choroïdite ; mais il est rare, pour ne pas dire presque impossible, que les symptômes de ces trois altérations portant sur trois régions différentes ne se confondent pas. L'altération sympathique peut débuter par l'iris, la choroïde ou le corps ciliaire, mais elle reste rarement limitée à un de ces trois tissus. Qu'elle procède d'avant en arrière ou inversement, la propagation est rapide et l'inflammation comprend bientôt les trois éléments.

Au lieu d'avoir une cyclite, une iritis ou une choroïdite indifféremment, on a affaire à une irido-cyclo-choroïdite avec prédominance de tels ou tels symptômes.

Voici leur succession ordinaire : rougeur des paupières, larmoiement, photophobie. *Sensibilité* spontanée et surtout à la pression de la *région ciliaire* ; douleurs péri-orbitaires ou crâniennes, chémosis, anneau péricornéal vasculaire, développement rapide et constant d'opacités dans le corps vitré sous forme de bandes noires ou de filaments rouges, décoloration de l'iris, trouble de l'humeur aqueuse, rarement dépôts pigmentaires ou hémorrhagies ; exsudats de lymphe plastique au bord pupillaire, puis à la face postérieure de l'iris, qui adhère à la capsule ; quelquefois hypopion ou abondance telle des produits inflammatoires qu'ils paraissent infiltrer le parenchyme irien lui-même ou que l'iris semble noyé dans leur masse ; exsudat jaune, dense, remplaçant la couleur noire de la pupille, gêne de la circulation, reflux veineux et larges veines tortueuses sur l'iris. La tension intra-oculaire, accrue au début, diminue ensuite graduellement.

Quelquefois, au lieu d'éclater avec des douleurs intenses, cette forme débute d'une façon insidieuse et le résultat n'en est pas moins grave pour cela. Cette forme parcourt ses diverses périodes avec plus ou moins de rapidité pour aboutir à la phthisie définitive.

Quant à l'intensité croissante des douleurs ciliaires dan la période exsudative de cette ophthalmie, Mooren l'explique par les proliférations, qui produisent une traction plus ou moins considérable sur les crêtes ciliaires, comprimant ces organes si sensibles ; cependant, ajoute-t-il, ces douleurs sont moindres que celles de l'œil primitif, lorsque la cyclite n'est pas compliquée d'épiscléritis.

2° *Forme bénigne.* — *Iritis séreuse et irido - cyclite séreuse.* — *Irido-kératite.* — La forme séreuse ressemble aux symptômes du glaucome, elle se présente avec un cortége inflammatoire bien moins accusé, elle n'éclate pas avec cette rapidité foudroyante de la forme maligne, elle progresse lentement d'une façon torpide. Sous l'influence des traitements les plus divers, elle peut rester pendant quelque temps stationnaire. Elle présente bien moins de danger pour l'œil atteint que l'autre espèce d'iritis grave. De Graefe et Donders l'expliquent en disant que l'iritis séreuse ne peut passer aux formes pernicieuses de l'irido-cyclite ; cependant ce passage a lieu quelquefois et l'iritis séreuse peut se transformer en glaucome ; or le glaucome est une sorte de choroïdite séreuse, qui peut, à son tour, se compliquer de cyclite. Néanmoins la forme séreuse est bien moins rebelle au traitement et surtout à l'énucléation, qui la guérit quelquefois, l'améliore ou la rend stationnaire souvent.

Cette forme est ainsi symptomatisée : un certain degré d'injection ciliaire avec léger trouble de l'humeur aqueuse, de décoloration de l'iris, la pupille est dilatable et même est élargie. Les synéchies sont plus tardives moins nombreuses, moins larges. La face postérieure de la cornée est couverte de petites opacités ponctuées innombrables ; ces ponctuations ne sont quelquefois visibles qu'à l'éclairage oblique. La tension intra-oculaire est accrue, la sensibilité de la région ciliaire existe, mais à un degré bien moindre que dans la forme maligne, et les rémissions sont fréquentes, mais quelquefois aussi les troubles fonctionnels sont très-marqués.

La forme séreuse se rencontre bien moins souvent que la forme précédente. Mooren ne l'a rencontrée qu'une fois sur 116 cas, et M. Laqueur une fois sur 30, mais de Graefe et Pagenstecher l'ont encore constatée assez souvent.

La kératite est à l'état d'infiltration générale ou d'infiltration circonscrite, qui se transforme en ulcérations superficielles ; quand l'une guérit, une autre apparaît. L'iris participe toujours à l'inflammation : c'est une irido-kératite ; l'hypopion se montre quelquefois, les douleurs ciliaires sont vives et la photophobie intense se rapproche de celle des kératites scrofuleuses.

Le pronostic n'est pas de première gravité. Cette forme n'est pas commune ? Plusieurs faits ont été signalés par Galezowski et Rheindorf. Il s'en trouve aussi parmi nos observations.

III. — FORMES RARES

1°. — *Rétinite et chorio-rétinite.* — Dans les deux cas de de Graefe, il y avait des diminutions de la vision et léger trouble de la rétine, les résultats de l'énucléation furent heureux. Dans deux cas de Pooley, la névro-rétinite sympathique se compliquait d'irido-choroïdite, et il n'y eut qu'un succès sur deux par l'énucléation. M. Dransart admet des lésions papillaires sympathiques multiples :

« 1° Troubles papillaires résultant d'un spasme des artères de la papille et de leur diminution de calibre. Sans un traitement rationnel ces troubles peuvent aboutir à des lésions trophiques.

2° Rétinite rétro-bulbaire ; artères minces et veines volumineuses. Au bout d'un an, cette forme d'ophthalmie sympathique aboutit à la cécité.

M. Robertson signale un cas de rétinite pigmentaire sympathique chez un homme de 61 ans, qui aurait été causé par un traumatisme avec luxation du cristallin, mais M. Lebert fait remarquer avec raison qu'il s'agit dans ce cas d'une luxation du cristallin chez un individu porteur d'une rétinite pigmentaire causée sympathiquement par un luxation du cristallin. Il n'est rien dit du traitement.

3° Atrophie simple sympathique de la papille, artères

grêles, mais à contours nets, souvent accompagnée de troubles de la choroïde, synéchies iriennes, cataracte secondaire, atrophie de la choroïde. »

2°. — *Atrophie sympathique du nerf optique*. — Mooren cite un cas où, à la suite d'une contusion du nerf optique du côté droit, il s'est formé une atrophie assez forte du nerf optique du côté opposé.

Peppmuller cite un cas remarquable d'irritation sympathique du nerf optique. Un œil avait été blessé par un morceau d'allumette, de Graefe fut forcé d'énucléer un an après à cause de photopsies extrêmement pénibles, bien que l'acuité fût presque normale. On trouva le morceau d'allumette fixé à la face interne du corps ciliaire presque normal.— Prolifération conjonctive intertitielle des extrémités du nerf. Les photopsies persistèrent même après l'énucléation à un tel degré qu'on craignait pour la vie du malade.

3°. — *Excavation du nerf optique et glaucome chronique sympathique*. — De Graefe cite une observation, où l'excavation pathologique s'accompagnait d'hyperémie veineuse de la rétine, d'amblyopie et de rétrécissement du champ visuel; après avoir essayé inutilement les autres traitements, on obtint un bon résultat par l'énucléation.

Coccius a observé un glaucome sympathique, qui était accompagné d'opacités du corps vitré.

Pagenstecher publie le fait suivant de glaucome hémorrhagique sympathique heureusement traité par l'énucléation : Homme, 60 ans. O. G. perdu à la suite d'ulcération cornéenne dépendant d'une paralysie du trijumeau ; quelque temps après, plusieurs attaques de glaucome sur l'œil droit $S = \dfrac{1}{10}$, pas de sensibilité à la pression. Enucléation de l'œil gauche, amélioration rapide, cessation des douleurs, diminution de la pression intra-oculaire de l'œil droit. Cinq semaines après, l'hypérémie rétinienne et les extravasats se résorbèrent $S = \dfrac{2}{5}$.

Muller rapporte un cas tiré de la polyclinique de Jacobson, où aurait existé une combinaison de deux formes différentes d'affection sympathique sur le même œil, tantôt parallèles, tantôt successives, tantôt de cyclite, tantôt de chorio-rétinite centrale. Quoiqu'il s'agisse d'une cause spontanée, le premier œil étant staphylomateux, glaucomateux, Muller regarde ce cas comme absolument sympathique. Il s'agissait d'une choroïdite des segments antérieurs et postérieurs. Cette dernière aurait entraîné la maladie de la papille et de la rétine avoisinantes.

La cyclyte avec augmentation de pression serait à joindre aux cas déjà connus de glaucome sympathique.

L'énucléation, quoique hâtive, n'eut pas un heureux résultat.

5°. Le Dr Brière croit avoir observé un cas de cataracte traumatique : fait curieux en ce sens que le cristallin de l'œil sympatiquement affecté s'opacifiait, tandis que le cristallin de l'œil *blessé* était resté transparent.

Nota. — Jacobi a observé un cas d'irido cyclite sympathique, où existait la *décoloration des cils* du côté de l'œil malade par sympathie. L'autre œil s'était perdu par un éclat de fer. L'examen microscopique, par Pincus, montra une disparition du pigment et non un ramollissement du poil.

Schenkel a déjà publié un cas de maladie sympathique dans lequel les cils des deux yeux s'étaient décolorés.

Tableau comparatif des formes de l'ophthalmie sympath·que dans 90 cas publiés par Rossander et dans les 90 observations inédites contenues dans notre travail.

	Rossander, 90 cas.	Obs. inédites 90.
Névralgies ciliaires, paralysie accommodative et amplyopie sympathique.	41	48
Irido-cyclo-choroïdite	37	24
Scléro-choroïdite sans cyclite. ,..........	2	2
Chorio rétinite.........................	4	4
Glaucome............................	5	1
Kératite intermittente.................	1	»
Irido-kératite........................	»	8
Décollement rétinien..................	»	2
Hydrophthalmie......................	»	1

III

Etiologie de l'ophthalmie sympathique.

Il faut, d'après Mooren, que la lésion du premier œil ait une certaine intensité ou ait existé pendant un certain temps pour qu'elle puisse exercer une influence dangereuse sur l'autre œil. Le premier œil est presque toujours amaurotique lorsque le second se prend; quand l'amaurose est complète dans le premier, il y a souvent un temps d'arrêt dans la maladie du second, parce que la cause irritante se trouve diminuée ou supprimée. D'après Mooren : « La variété des formes que revêt l'altération sympathique, depuis la simple iritis jusqu'aux symptômes glaucomateux, nous oblige à tenir compte de la durée et de l'intensité de la cause primitive ; les variations des phénomènes sympathiques montrent qu'ils sont en rapport avec les variations de l'influence primaire. »

Il ne faudrait pourtant pas vouloir trouver toujours une relation directe entre l'intensité de la cause et celle de l'effet produit. Mackenzie n'avait observé d'ophthalmie sympathique qu'après des lésions traumatiques, mais l'influence des lésions spontanées a été aussi bien prouvée que celle du traumatisme.

Mais pourquoi un traumatisme d'un œil ne détermine-t-il pas toujours une affection secondaire de l'autre ? Il faut en placer la cause dans la région de l'œil blessé, le mode d'action du traumatisme sur les nerfs et l'enkystement du corps étranger ; malgré cela, il y a des cas d'immunité qui échappent à toute explication.

A quelle époque éclate l'affection secondaire sympathique? Environ six semaines après le début de la cause provocatrice ; cela s'applique aux cas aigus. Pour les lésions chroniques et à longue échéance, il est absolument impossible de prédire le moment d'invasion, l'irritation peut devenir latente pour une cause ou pour une autre, et pendant longtemps. On a vu l'ophthalmie éclater après vingt et quarante ans de repos, et dernièrement M. Gayet a dû enlever un globe qui était devenu sensible après cinquante-quatre ans de phtisie indolore. Tant que toute somme d'irritation n'est pas éteinte dans le premier œil, l'apparition de l'ophthalmie sympathique peut être regardée comme possible.

Les lésions les plus diverses peuvent produire l'ophthalmie sympathique.

En 1869, Mooren était arrivé à cette formule : « Toute inflammation dans le domaine du tractus uvéal, abstraction faite de sa cause originelle, peut produire des altérations sympathiques, soit qu'elle se présente immédiatement comme cyclite, soit qu'elle ne prenne ce caractère que dans la suite. » Mais les faits de Cohn (1), de Breslau, n'étaient pas encore connus ; ils démontrèrent qu'il n'y avait pas que les lésions des parties antérieures

---

(1) Cohn. 1ᵒʳ *cas*. Autopsie : Choroïdo-rétinite plastique avec formation à la face interne de la rétine d'une dégérescence fibreuse et atrophie de la choroïde, corps ciliaire intact.

2ᵉ *cas*. Autopsie : Tache rouge jaunâtre comme une tête d'épingle sur la macula lutea, c'était une élevure où les cônes étaient en grande partie détruits, intégrité de la région antérieure.

de l'œil qui pouvaient provoquer l'ophthalmie sympathique, les membranes profondes pouvaient, à leur tour,
acquérir cette propriété, et Warlomont élargissait ainsi
la formule de Mooren : « Toute affection chronique,
qu'elle soit due au traumatisme ou à une autre cause
quelconque, du moment où elle s'accompagne d'une
sensibilité persistante spontanée ou provoquée du globe,
et quelle qu'en soit la partie atteinte, peut donner lieu,
par sympathie, à des manifestations fort diverses sur son
congénère, et y ouvrir, par conséquent, si la vision y est
abolie, d'incontestables indications à l'énucléation. Je
dirai plus, ces irradiations sympathiques peuvent également partir d'un œil ou d'un moignon parfaitement indo-
lent. »

Rossander combat également l'opinion des auteurs
qui prétendent que l'irido-cyclite ou l'irido-choroïdite
sont les seules maladies primaires qui puissent déterminer l'affection sympathique.

Cette théorie est pleine de dangers, et peut amener
des conséquences funestes au point de vue pratique, en
tenant le chirurgien dans une fausse sécurité. Pour ce
dernier auteur : « Toute irritation prolongée d'un œil,
déterminée par une maladie des parties constituantes
du bulbe, quelles qu'elles soient, peut donner lieu au
développement de la sympathie sur l'autre œil, sans que
pour cela il soit nécessaire que le corps ciliaire y prenne
part. Et il arrive à cette conclusion : l'irritation portée
d'une manière sympathique d'un œil sur l'autre éclate
dans la partie la plus sensible du second œil ; cette partie
est sans doute, dans l'état naturel des choses, le tractus
uvéal ; mais une autre partie peut se trouver excep-

tionnellement dans des conditions telles qu'elle devienne la plus sensible, *un locus minoris resistentiæ*, et l'irritation sympathique est, pour ainsi dire, attirée vers cette partie. »

Pourquoi accorde-t-on une influence si grande à l'altération du corps ciliaire et à la cyclite pour la production de la sympathie? M. Ledoux, dans sa thèse, en résume ainsi les principales raisons : « Le corps ciliaire ayant un parenchyme assez épais, porte ses altérations dans sa substance même, et ses nerfs sont irrités par une lésion contenue dans le corps ciliaire lui-même, ce qui arrive moins pour l'iris et la choroïde, membranes étalées. Ensuite la richesse du plexus nerveux ciliaire fait que la plus légère altération d'une de ses parties peut engendrer l'irritation d'un filet avec une extrême facilité. Il faut remarquer que la position et les fonctions du corps ciliaire rendent ses altérations fréquentes, sa vascularisation et son innervation favorisent à un haut degré l'explosion de la cyclite. Enfin les engorgements inflammatoires et les dépôts d'exsudats divers sont fréquents et abondants dans la cyclite. »

L'importance des causes de l'ophthalmie sympathique est variable suivant leur nature et le tissu qu'elles intéressent. Passons-les en revue :

1° *Corps étrangers*. — De toutes les causes de l'ophthalmie sympathique, l'introduction d'un corps étranger dans l'œil est celle qui la produit de la façon la plus sûre. C'est dans cet ordre de causes qu'on remarque le plus de différence dans les époques d'apparition de l'ophthalmie sympathique. Les corps qui pénètrent dans le cristallin sont moins dangereux que ceux qui se fixent dans la rétine, la choroïde, l'iris, et surtout dans le corps ciliaire. On ne peut jamais être certain, si petit soit le corps, que l'enkystement soit durable, définitif et toujours sans danger.

2° *Blessures*. — Les blessures de la région ciliaire sont les plus graves, mais elles ne sont graves que par les tiraillements, les cicatrices qu'elles provoquent plus tard, et l'irido-cyclite dont elles se compliquent. Le danger est imminent lorsqu'elles sont suivies d'un enclavement du corps ciliaire ou d'une insertion périphérique de l'iris ; avec cette dernière complication, l'ophthalmie sympathique peut même succéder à une plaie cornéenne. Les piqûres les plus légères en apparence ont une gravité extrême : *ceci s'applique surtout aux petites épines, aux barbes d'épi de blé*, etc. M. Lebrun cite un cas d'ophthalmie sympathique assez grave à la suite de la piqûre d'une sangsue appliquée sur un bulbe dans un but thérapeutique. Les piqûres de la cornée avec ouverture de la cristalloïde et efflorescence du cristallin ne manquent pas de gravité ; c'est alors le cristallin qui se gonfle, propulse l'iris et tiraille indirectement les procès ciliaires.

3° *Iridodésis*. — Cette opération, fondée sur l'incarcération de l'iris dans une cicatrice cornéenne, a été une cause fréquente d'ophthalmie sympathique ; mais elle ne la produit pas tant par le tiraillement irien que par la traction consécutive du corps ciliaire. C'est une opération qui, pour cette raison, est abandonnée.

4° *Opération de cataracte.* — La méthode par abaissement compte des cas nombreux, causes de sympathie. Ainsi, dans une statistique de Mooren, sur 20 cas d'ophthalmie sympathique, elle entre dans la proportion effrayante de 9 cas, et, dans une autre de 52 cas du même auteur, cette même cause a été notée 7 fois. Tandis que le cristallin spontanément déplacé produit rarement l'affection sympathique, la luxation traumatique de cet organe la produit avec la plus grande facilité.

De Graefe ne connaissait guère que deux cas où la méthode d'extraction à lambeau eût amené l'ophthalmie sympathique. Arlt n'en mentionne qu'un seul et le Dr Klein n'a pu recueillir que cinq cas dans toute la littérature médicale ; il faut y ajouter un sixième cas de Jacobson, une chorio-rétinite sympathique à la suite de suppuration du lambeau. La méthode d'extraction linéaire la détermine plus souvent.

Sur 632 extractions linéaires frontales, Horner a observé deux cas d'ophthalmie sympathique. Au cours de la discussion qui eut lieu au congrès de Heidelberg en 1874, on ne signala pas moins d'une douzaine de cas auxquels peuvent s'ajouter encore deux cas de Hirchberg, deux de Norris et un dernier d'inflammation glaucomateuse sympathique rapporté par le Dr Pomeroy.

Knapp est frappé du nombre de ces cas malheureux au point qu'il pose la question de savoir s'il faut opérer une cataracte tant que l'autre œil est resté sain. L'ophthalmie sympathique n'apparaît après les opérations de cataracte que s'il y a eu iritis ou cyclite sur l'œil opéré. Elle se déclare souvent très-tard et l'époque de son apparition est indépendante de celle de l'opération, mais elle dépend manifestement de la cause.

Les enclavements surtout de l'iris (1), puis de la capsule, ont été considérés comme causes prédisposantes. Rothmund ne croit pas que l'enclavement de l'iris seul puisse être invoqué comme une cause d'ophthalmie sympathique ; elle se montrerait alors bien plus souvent dans le leucome adhérent. Il en trouve bien plus la cause dans un tiraillement cicatriciel d'une section trop périphérique ; il en est de même de toutes les plaies trop rapprochées du corps ciliaire. C'est cette considération qui fait que nombre de chirurgiens préfèrent la section dite médiane à l'incision trop périphérique.

L'enclavement de l'iris, la présence de la capsule dans la cicatrice ou sa rétraction par une cataracte secondaire, la traction en haut de l'un des bords du coloboma irien et la section trop périphérique ayant atteint en arrière le ligament pectiné, telles sont les circonstances qui, dans la méthode par extraction *linéaire*, paraissent favoriser le développement de l'ophthalmie sympathique.

Si l'extraction à lambeau favorise moins l'apparition de la sympathie, c'est pour une raison peu en faveur de ce procédé, c'est parce que, au lieu de ne provoquer que de simples tiraillements, l'extraction à lambeau aboutit plus souvent à la panophthalmite, cause moins prédisposante. Voici, d'ailleurs, d'après Horner (*Ann. d'ocul.*), les moyens de réduire à zéro le danger de l'ophthalmie sympathique dans l'extraction linéaire :

1° Ne pas faire l'incision trop périphérique.

(1) Welz a inventé un petit instrument pour repousser l'iris. Arlt préfère l'excision.

2° Suivre le conseil de Meyer, de ne pas atropiniser pour éviter l'enclavement de l'iris. Sans atropine, le retrait spontané de l'iris est frappant. Tout au plus, en présence d'une chambre antérieure très-étroite, pourrait-on se servir de l'atropine pour faciliter la conduite du couteau.

3° Dans l'incision de la capsule, si elle est épaisse, on peut l'extraire facilement; si elle est faible, on l'égratigne avec soin transversalement et verticalement en évitant de faire un grand lambeau, parce qu'alors on s'expose à interposer ce lambeau dans la plaie, et c'est là une cause d'ophthalmie sympathique, moins commune, il est vrai, que la précédente.

5° *Iridectomie.* — Au congrès de Heidelberg de 1874, quatre ou cinq cas d'affection sympathique ont été signalés comme suites de l'iridectomie.

6° *Contusions.* — Les faits d'ophthalmie sympathique consécutifs aux contusions ne sont pas rares. Combien de fois ne la voit-on pas succéder à un coup de bâton ou de projectile qui n'entament pas directement les tissus du globe. Il suffit quelquefois que la contusion ait déterminé des lésions même limitées aux membranes profondes. Quant aux plaies contuses, elles empruntent leur gravité à la fois et aux contusions et aux blessures. Les déchirures de la région ciliaire sont graves.

7° *Plaies ou contusions par armes de guerre.* — Quoique peu nombreux, ces cas méritent considération. Ainsi (*Surgical history by a Georges a otis*), pendant la guerre d'Amérique, on compta en tout 1,190 blessures des yeux. Dans 91 cas, l'œil qui n'avait pas été blessé se prit plus tard par sympathie; on en a noté quatre fois la perte.

Pendant la guerre de 1870-71, Cohn a eu cinq fois l'occasion de pratiquer l'énucléation (traumatisme par éclat d'obus); deux fois il l'a pratiquée pour cause d'ophthalmie sympathique déclarée et pour des lésions rétiniennes primitives de médiocre intensité. Sur 31 cas de blessures par coup de feu sur un œil, Cohn a noté sept fois des phénomènes sympathiques sur l'autre, mais ces phénomènes n'étaient pas graves. Cependant Becker dit avoir observé 22 ou 23 cas de cécité produits par des blessures par armes à feu, sans qu'aucun œil ait présenté des phénomènes sympathiques. Mais, suivant la remarque de Cohn, les phénomènes sympathiques n'éclatent que quatre ou cinq mois après l'accident et la plupart des faits de cette dernière série n'auraient pas été observés pendant une période assez longue.

8° *Atrophie du bulbe*. — L'ophthalmie sympathique peut être causée par une phthisie du bulbe, traumatique ou spontanée, douloureuse et sensible dans la plupart des cas, ou même indolore quelquefois. La cause d'irritation est due à des produits dégénérés d'inflammation, des formations calcaires ou osseuses. Lorsqu'après un long repos ces bulbes deviennent douloureux et que la sympathie éclate, on doit tenir compte de cette deuxième période d'irritation dans la détermination de l'ophthalmie et ne pas en rapporter toute la cause à la lésion primitive qui amena la phthisie.

9° *Irido-cyclite, irido-choroïdite*. — Mooren n'a pas observé qu'une cyclite pure ait donné lieu à des accidents sur le deuxième œil, mais, dit-il : « elle y prédispose dès qu'elle se complique de synéchies postérieures, de même que l'irido-choroïdite qui se complique de cyclite, et il est indifférent alors que ce soit une cyclite franche ou une pseudo-cyclite. »

D'après Donders et Bowman, il y aurait deux périodes de danger dans la cyclite traumatique : la première finirait avec la cessation de l'inflammation primitive et la deuxième débuterait lorsque commencerait l'irritation du corps ciliaire par les produits pathologiques dégénérés ; mais Mooren a raison de dire que ces périodes ne sont pas aussi tranchées que cela.

10° *Staphylômes*. — Les plus dangereux sont les petits staphylômes multiples de la région scléro-cornéenne. « Les formations staphylomateuses, dit Mooren, agissent non-seulement par traction, mais par l'effet purement mécanique que le cristallin refoulé en avant exerce sur les crêtes ciliaires. Ils forment donc la transition des influences de traction aux désordres intérieurs qui proviennent du cristallin lui-même aussitôt qu'il change de place. » Le staphylôme total et le leucome adhérent ne sont pas sans danger ; les grandes choroïdites ectatiques sont moins dangereuses.

11° *Hydrophthalmie. Glaucome*. — Les glaucomes ne mettent en danger le second œil que lorsqu'ils sont entrés dans le stade du ratatinement ou de la calcification.

12° *Décollements rétiniens*. — Ils n'agissent souvent que lorsqu'ils se sont compliqués d'irido-cyclite ou d'hémorrhagies intra-oculaires. Cette dernière complication n'aurait aucune influence, d'après certains chirurgiens. Mooren n'a constaté que sept fois l'ophthalmie sympathique parmi plusieurs centaines de décollements rétiniens.

13° *Tumeurs*. — Pagenstecher et Mooren ont regardé des tumeurs choroïdiennes comme causes d'affections sympathiques: cela appartient cependant aux raretés.

14° *Œil artificiel*. — Il ne faut jamais appliquer une coque artificielle sur un moignon renfermant la lentille cristallinienne ou des dépôts crétacés.

15° *Cysticerque*.—Quand il a pu déterminer une iridocyclite. Trois observations ont été signalées : une par Colberg, une deuxième par de Graefe et une troisième par Jacobson.

16° M. Noyes parle d'un cas d'herpès zoster qui donna lieu à l'affection sympathiqüe, laquelle se termina par cécité. Parmi plusieurs cas d'herpès zoster rapportés par M. Jeffriès, un fut suivi d'affection sympathique.

Tableau comparatif des causes d'ophthalmie sympathique dans 90 cas publiés par Rossander et dans les 90 observations inédites contenues dans notre travail.

	De Rossander, 90.	Obs. inédites, 90.
Irido-choroïdite et irido-cyclite spontanée ou traumatique	36	23
Atrophie spontanée, douloureuse	11	9
— traumatique, douloureuse	10	10
— cause inconnue	4	6
— indolore	2	8

Corps étrangers......................	»	6
Suites des plaies ou contusions.........	»	11
Staphylôme ou leucome adhérent........	8	9
Glaucome..........................	4	5
Hydrophthalmie	4	1
Décollement rétinien.................	4	1
Cataracte traumatique................	1	
Panophthalmie traumatique...........	1	»
Hémorrhagie du corps vitré...........	1	»
Tumeurs de la choroïde	3	»
Symblépharon......................	1	»

Tableau indiquant le rapport entre la fréquence de l'ophthalmie sympathique et l'âge des sujets.

Sur 90 cas :

Jusqu'à 15 ans.	H.....	8.
	F.....	3.
De 15 à 30 ans.	H.....	19,
	F.....	10.
De 30 à 50 ans.	H.....	14,
	F.....	8.
Après 50 ans.	H.....	17,
	F.....	11.

L'œil primitivement malade ou blessé fut sur 90 cas :

Œil droit...............	43.
Œil gauche.............	39.
Côté non désigné........	8.

IV

Pathogénie de l'ophthalmie sympathique

Pour Mackenzie, l'ophthalmie se développait en se propageant d'une rétine à l'autre par l'intermédiaire du nerf optique ; mais les vaisseaux et les nerfs ciliaires étaient également pour lui une voie importante de transmission. La théorie de Tavignot considérant l'altération sympathique comme une simple névralgie ciliaire passa inaperçue.

En 1858, dans son étude sur l'atrophie comparée des nerfs ciliaires et du nerf optique, Muller, le premier, démontra la transmission ordinaire de l'ophthalmie sympathique par la voie des nerfs ciliaires. Ces nerfs, disait-il, ne sont pas atrophiés, mais ils sont plus pâles et ont perdu une partie de leur moelle ; Czerny trouva un agrandissement des cellules du tissu connectif autour des tubes nerveux et une légère augmentation du volume et du nombre des noyaux de leur gaîne. Muller n'était pas allé jusqu'à nier complètement toute transmission possible par le nerf optique. Ce rôle de conducteur lui fut absolument refusé par Pagenstecher en 1862.

S'appuyant sur un fait par lui exactement observé (contusion du nerf optique au moment de l'énucléation), Mooren remit plus tard en question la possibilité de transmission par le nerf optique. « Le nerf optique peut, dit-il, jouer le rôle de conducteur dans un sens sympathique, lorsqu'il existe une irritation inflammatoire, qui

provoque la manifestation de sa fonction spécifique.
Quoi qu'il en soit, le nerf optique ne jouerait qu'un rôle
passif ; il ne deviendrait actif qu'en ce sens qu'il peut
modifier la forme de la sympathie, « augmentation de la
sensibilité à l'action de la lumière ». On peut objecter
au cas de Mooren que c'est la contusion des nerfs ciliaires et non celle du nerf optique qui a produit l'amblyopie
sympathique; on sait en effet que M. Sappey a trouvé dans
la gaîne externe du nerf optique de nombreuses fibres
nerveuses. Nous ferons la même remarque à propos du
cas de Snellen, où l'irritation sympathique pouvait être
provoquée ou supprimée à volonté selon que l'on plaçait
ou qu'on ôtait l'œil artificiel. C'est aux nerfs ciliaires qu'il
faut uniquement rapporter la sensibilité produite par la
pression ; la sensibilité du nerf optique ne se traduit
qu'en impressions lumineuses.

Mooren (1), pour confirmer sa manière de voir, ajoute
que la forme de la sympathie parle en faveur de la par-
ticipation du nerf optique puisque les troubles ne consis-
tent qu'en un rétrécissement concentrique du champ
visuel et que l'énucléation les fait disparaître. Il s'appuie
encore sur ces faits d'interruption lamineuse signalés
au congrés de Heidelberg. Néanmoins, la théorie du
nerf optique est généralement contestée et le Dr Dransart
(thèses, Paris, 1873) s'exprime ainsi : « Tous ces cas ne
prouvent rien, si ce n'est qu'il existe une forme de phéno-

____

(1) Il y a deux espèces de rétrécissements sympathiques du champ
visuel, les uns sont l'expression d'une affection directe du nerf op-
ique, les autres, la suite optique de troubles circulatoires de la rétine
ou de la choroïde. Ceux-ci occupent la périphérie du champ visuel,
sont concentriques et se rapprochent des rétrécissements que l'on trouve
à la suite de la dysménorrhée.

mènes sympathiques, où l'on ne constate rien autre chose que les troubles fonctionnels dûs à l'hyperesthésie optique de l'œil secondairement malade. De ce que le nerf optique est le siége exclusif des phénomènes sympathiques, il ne s'ensuit pas du tout que son congénère ait servi d'intermédiaire à la production de ces phénomènes ; la chose n'est pas impossible, mais elle ne semble pas prouvée par les faits précédents. » Les expériences du Dr Maats renouvelées par Snellen et Rasow, pour déterminer l'affection sympathique, furent absolument négatives.

L'excitation des nerfs ciliaires provoque par voie réflexe tantôt un resserrement, tantôt une dilatation des petites artères ; mais cette excitation peut avoir lieu aussi bien sur les nerfs vaso-moteurs des parties éloignées que sur ceux de l'endroit même de l'excitation. Les origines réelles des nerfs des deux yeux sont situés très-près l'une de l'autre ; les nerfs ciliaires d'un œil peuvent donc agir sur les nerfs vaso-moteurs de l'autre œil.

Snellen arrive à ce résultat :

1° L'irritation d'un nerf sensible provoque par voie réflexe l'augmentation de l'action des nerfs vaso-moteurs du même côté et dans la même partie ;

2° Par l'accroissement de l'irritation, le mouvement réflexe se propage sur les nerfs vaso-moteurs ainsi que sur les nerfs moteurs des régions éloignées.

Si les troubles de la circulation sont momentanés, les troubles fonctionnels sont passagers ; mais si l'excitation acquiert assez de puissance et de durée pour produire un réflexe prolongé, les altérations purement fonctionnelles au début ne tardent pas à devenir organiques.

L'irritation d'un filet ciliaire est donc la cause première et essentielle pour la formation d'une altération sympathique, mais il faut encore un autre facteur : c'est l'influence sur la nutrition et elle s'opère par le nerf sympathique.

Mooren croit à l'influence du trijumeau sur le grand sympathique, il cite en effet un cas d'accès d'épilepsie avec ophthalmie sympathique guéri par l'énucléation. Il admet de plus que le nerf optique du second œil agit d'une manière réflexe sur le trijumeau correspondant. Quant à l'influence du sympathique sur la nutrition, il l'explique ainsi (traduction de Lebeau, Liége, 1870) : « Mais par quelle voie cette dernière intervention se propage-t-elle ? par l'intermédiaire des centres ou bien par transition directe que Adamiuk soutient exister entre les fibres du sympathique et le nerf optique ?

C'est le ganglion ophthalmique du second œil qui est le foyer central des influences médiatrices sympathiques : cela semble démontré par la physiologie pure et par trois observations, dont l'une de Bowman et deux de de Græfe (1), où l'on voit qu'il se montra des douleurs et une injection du second œil à l'endroit correspondant au foyer inflammatoire du premier œil atteint de cyclite.

La diminution progressive de l'amplitude de l'accom-

____

(1) De ces trois cas il faut rapprocher le fait de Luders : Un morceau de fer indroduit dans l'œil droit d'un forgeron avait déterminé huit semaines après une ophthalmie sympathique uniquement constituée par l'apparition brusque sur l'œil gauche de synéchies postérieures et cela sans troubles fonctionnels ni phénomènes inflammatoires. L'énucléation de l'œil droit montra le morceau de fer en contact avec le corps ciliaire, les synéchies de l'œil gauche correspondaient symétriquement au siége du corps étranger. Quoiqu'il n'y eût au début que des simples synéchies sans complications inflammatoires, l'énucléation n'empêche pas le développement ultérieur d'une kératite, mais elle ne fut pas grave.

modation de l'œil atteint par sympathie s'explique expé-
rimentalement (expérience de Wagener et de Schmidt)
par l'action réflexe d'une fibre irritée de la cinquième
paire sur le sympathique. L'altération de la sécrétion
marche de pair avec la modification de l'action du
sympathique. L'influence des nerfs vaso-moteurs explique aussi bien la présence d'une rétinite sympathique
que l'infiltration du pigment choroïdien macéré dans la
rétine. Si de plus on considère qu'une irritation continue du trijumeau amène l'épuisement de l'action du sympathique, on peut expliquer le changement qui s'opère
dans l'injection péricornéale tout au commencement des
affections sympathiques. Elle est l'expression du relâche-
ment des parois des vaisseaux. »

Pour Dolbeau, l'ophthalmie réflexe peut se produire
par les vaso-moteurs de deux manières différentes : ou
par une dilatation excessive des vaisseaux ou par leur
contracture; de là deux formes d'ophthalmie sympathique :

1° Forme hyperémique ou congestive ;

2° Forme anémique ou atrophique.

D'après le Dr Bretch : « L'irritation se propageant le
long du nerf ciliaire affecté le premier, retentirait sur la
moelle allongée et se propagerait ensuite de là, suivant
la voie périphérique, jusqu'à l'œil du côté opposé. La
gravité des phénomènes sympathiques dépendrait dès
lors du degré des lésions des parties centrales. »

Résumé. — La cause première réside presque toujours
dans l'irritation par pression ou traction d'un filet ciliaire
et presque jamais dans la rétine et le nerf optique. Cette
cause agit souvent, sinon toujours, au moyen du grand
sympathique par les vaso-moteurs.

V

Diagnostic et pronostic de l'ophthalmie sympathique.

Dans le diagnostic on devra tenir compte des troubles fonctionnels accusés par le malade ; ces symptômes ne sont pas en rapport avec les traces d'inflammation légère, que l'on peut constater. On examinera les commémoratifs et le rapport des troubles réflexes du second œil avec l'apparition ou l'exaltation des phénomènes morbides du premier, la fréquence des récidives.

Il ne faut pas prendre pour sympathique l'affection, dont le développement est simultané avec celle du côté opposé; il faut alors voir si une cause cérébro-spinale ou organique ne peut pas l'expliquer. Quant à l'atrophie papillaire sympathique, elle est d'une grande difficulté de diagnostic. M. Ledoux la croit plus fréquente qu'on ne l'a dit et il serait porté à attribuer à la cause sympathique un certain nombre de ces atrophies au début. La même remarque s'applique à l'excavation sympathique de la papille.

On doit apporter un soin tout particulier au diagnostic des décollements rétiniens et des glaucomes sympathiques. Le professeur Arlt dit qu'une attaque de glaucome qui survient quelques jours après l'iridectomie faite sur l'autre œil, ne doit pas être regardée comme sympathique, parce que les affections sympathiques n'éclatent pas avant cinq semaines à la suite du traumatisme de

l'autre œil, l'expérience le prouve. Il faut y voir plutôt
la conséquence de l'excitation morale et de l'état général du malade. M. Laqueur fait observer qu'il a vu des
attaques successives de glaucome sur les deux yeux;
il ne faut pas se laisser tromper par des cas de ce genre.
Une irido-choroïdite spontanée peut, dans certaines circonstances, avoir des effets sympathiques, mais souvent
la maladie des deux yeux relève d'une cause commune.

Il ne faut pas prendre une simple névralgie ciliaire
sympathique pour une cyclite sympathique; « mais,
ajoute M. Ledoux, combien cette légère erreur n'est-elle
pas préférable à celle qui consisterait à distinguer justement la cyclite de la névralgie, puis à méconnaître l'origine réflexe de la maladie. »

C'est avec l'iritis récidivante que l'iritis sympathique
a la plus grande ressemblance, et les signes établis par
Critchett sont vagues quand il dit : « l'iris atteint d'inflammation récidivante conserve sa résistance et sa consistance normales ou bien à la longue se ramollit et se
déchire si on l'attire, tandis que dans l'ophthalmie sympathique l'iris est coriace, ferme, dur et ne peut être
attiré au dehors. »

On trouve dans les cas de sympathie tous les degrés
entre l'iritis plastique et l'iritis séreuse. La flexibilité de
la cornée, le ramollissement de la sclérotique étaient
considérés par Mackenzie comme des signes particuliers
à l'iritis sympathique, mais ce ne sont que des conséquences des changements de pression intra-oculaire.

Le signe le plus important pour le diagnostic c'est le
symptôme clinique trouvé par de Graefe, la sensibilité de

la région ciliaire. Mooren dit ne l'avoir jamais vu manquer. Un autre symptôme caractéristique, ajoute cet auteur, est le changement qui s'opère dans la sécrétion de l'humeur aqueuse et par suite agglutination indélébile entre l'iris et le corps ciliaire. Dans la forme d'irido-choroïdite non sympathique, ces phénomènes sont de la plus grande rareté, tandis qu'ici ils constituent la règle ; il y a donc une sorte d'enchevêtrement qui change en un tissu rigide tout le tractus uvéal, au moins l'iris et le corps ciliaire.

Le pronostic se tire non-seulement du diagnostic de l'affection sympathique, mais encore de celui des diverses formes sous lesquelles l'ophthalmie se manifeste et de la période où elles sont arrivées. Il faut se défier des symptômes insidieux. Le pronostic, quoique peu fâcheux, doit être réservé dans la forme irritative ; grave dans la forme d'iritis et d'irido-cyclite séreuse, dans la kératite et le début de rétinite ; très-grave dans l'irido-cyclite et l'irido-choroïdite.

Le siége primitif de la maladie dans l'iris est bien plus favorable au point de vue du pronostic que s'il a été dans la choroïde, et plus favorable dans ce dernier cas que s'il a eu le caractère d'une cyclite. Cette dernière assertion de Mooren est contestée par Rossander, qui attribue plus de gravité à l'irido-choroïdite.

C'est dans cette dernière forme qu'on serait exposé à de cruelles déceptions, si à la vue d'altérations ou récentes ou légères, on portait un pronostic trop favorable. Rappelons néanmoins le fait suivant rapporté par de Graefe : Un homme était atteint d'irido-cyclite sympathique, on fit l'énucléation. Quatre mois après la cécité était survenue malgré l'opération. Trois ans plus tard, lorsque tout symptôme inflammatoire eut disparu, on fit l'extraction de la cataracte de l'œil perdu par sympathie. Le succès fut si brillant que le malade put lire et s'occuper de travaux fatigants $S = \frac{1}{8}$. Ce fait constitue une exception si rare que le pronostic ne saurait en être influencé dans la plupart des cas. Enfin une dernière considération sera empruntée au mode de traitement, que l'on veut ou que l'on peut employer dans chaque cas.

VI

Indications de l'énucléation.

L'énucléation comme méthode de traitement de l'ophthalmie sympathique fut recommandée en 1854 par Augustin Prichard, chirurgien de Bristol. Elle ne tarda pas à être expérimentée par les chirurgiens anglais, et la pratique s'en répandit dans toute l'Europe. Les succès étaientmêlés aux insuccès, l'énucléation était appliquée à toutes sortes de cas. De Graefe eut le mérite de préciser les indications, de montrer les cas où ce moyen héroïque devait être exclusivement employé, de signaler ceux où l'énucléation était inutile et même fâcheuse. La question fut encore plus profondément étudiée. Des observations parurent de tout côté; les formes les plus diverses de l'ophthalmie sympathique furent décrites et démontrées. Les indications de l'énucléation s'élargissaient au point que Cohn, en 1871, présentait des faits justiciables de cette méthode, dans lesquels toute la cause de sympathie résidait dans une altération des membranes profondes, consécutive elle-même à un traumatisme de guerre.

L'intérêt de l'énucléation allait croissant, mais c'est surtout la question de l'énucléation préventive qui, dans ces derniers temps, a été poussée avec vigueur par tous les oculistes en renom. Là était la plus grande importance du sujet, importance démontrée par les insuccès nombreux de l'énucléation dans les cas d'ophthalmie maligne confirmée.

Warlomont avait soumis au congrès de Londres , en 1872, une série de conclusions relatives à l'énucléation préventive. Bien qu'aucun membre n'en contestât l'exactitude, la sagesse même, le congrès ne voulut pas les sanctionner par un vote, disant qu'il valait mieux laisser au chirurgien sa liberté d'action que de formuler une règle générale de conduite.

Les indications que nous allons développer nous-même s'éloigneront peu des préceptes de Warlomont, mais elles seront peut-être un peu plus étendues, et surtout un peu plus hâtives que celles admises par d'autres auteurs.

Les cas qui réclament ou contre-indiquent l'énucléation sont nombreux et variables, comme les formes de l'ophthalmie sympathique et les périodes d'état de chacune d'elles. Il nous serait difficile, pour ne pas dire impossible, de formuler en bloc toutes les indications sans amener la confusion. Nous préférons adopter une classification méthodique de tous les cas qui peuvent se présenter et attribuer à chaque groupe les indications précises qui lui conviennent.

Dans une première partie, nous étudierons les indications de l'énucléation préventive; que l'apparition de l'ophthalmie sympathique paraisse prochaine ou plus éloignée, il ne sera tenu compte que de la lésion du premier œil, l'état du second étant supposé normal. Dans les cas contraires et spécialement pour chacun d'eux, le chirurgien pourra modifier son mode de traitement sur le premier.

Nous passerons successivement en revue les indications de l'énucléation préventive dans :

1° Les phlegmons de l'œil ou panophthalmitis, suites de traumatisme accidentel ou opératoire, ou spontanément développés.

2° Les grands traumatismes et les blessures du globe.

3° Les corps étrangers dans le bulbe.

4° Les moignons traumatiques ou spontanés, douloureux ou indolores.

5° Les états de staphylôme, hydrophthalmie, glaucome, etc.

6° Les inflammations spéciales aiguës ou chroniques, traumatiques ou spontanées, telles que irido-cyclite, irido-choroïdite, irido-capsulite, etc.

Dans la deuxième partie, nous étudierons les indications de l'énucléation curative de l'ophthalmie sympathique déclarée ; ici nous ferons entrer en ligne de compte, non-seulement la nature de la lésion du premier œil, son état de vision actuelle ou possible, mais aussi la forme d'ophthalmie sympathique à laquelle on s'adresse et la période où elle est arrivée.

Nous donnerons les indications de l'énucléation curative dans :

1° La forme irritative.

2° La forme maligne (irido-cyclite, irido-choroïdite, iritis-plastique),

3° La forme bénigne (irido-cyclite et iritis-séreuse, irido-kératite, etc.).

4° Les formes rares.

I. — DE L'ÉNUCLÉATION PRÉVENTIVE.

§ 1. *Contre-indications.*

1° Il y a *contre-indication générale* à l'énucléation préventive, toutes les fois que, le second œil étant dans une intégrité organique et fonctionnelle parfaite, le premier conserve une certaine quantité de vision ou pourrait en recevoir plus tard à l'aide d'une opération.

2° Il y a *contre-indication* à énucléer préventivement un moignon actuellement insensible, indolore spontanément et à la pression, à moins que l'opération ne soit exigée par le sujet, afin de pouvoir porter un œil artificiel; la même indication est applicable aux staphylômes moyennement volumineux. Si l'énucléation était décidée, on éviterait de la pratiquer dans un moment où l'autre œil pourrait répondre à la moindre provocation.

3° Un œil étant dans un repos complet et tout processus inflammatoire y paraissant terminé, il y a *contre-indication spéciale* à l'énucléer, même sur la demande du malade dans un but cosmétique, si l'organe y voit encore ou sera susceptible d'y voir, comme dans le leucome limité, par une opération ultérieure.

Dans ces cas, le chirurgien serait passible de reproche s'il enlevait un œil encore voyant ou qui pourra le devenir, et que l'autre vînt à se perdre par une cause quelconque.

§. 2 *Indications*.

1° *Phlegmon de l'œil ou panophthalmitis consécutif à un traumatisme accidentel ou opératoire ou spontanément développé.*

L'importante question de l'énucléation dans la période aiguë de phlegmon ou de panophthalmitis oculaire n'est pas encore tranchée. Cette solution serait très-importante au point de vue de l'énucléation préventive. Il est alors facile d'obtenir des malades le sacrifice d'un œil horriblement douloureux, tandis que l'énucléation sera difficilement acceptée et même refusée plus tard, lorsque ce globe ne sera plus que le siége d'une irritation chronique, et ce refus pourra persister en face d'une ophthalmie sympathique, imminente ou déjà déclarée. Il est vrai que l'ophthalmie sympathique est rare après la panophthalmie ; de Graefe, qui ne l'avait jamais observée, expliquait la chose en supposant la destruction des nerfs ciliaires. Mais la sécurité, après le développement d'une panophthalmie est loin d'être absolue. Outre les cas certainement nombreux où des bulbes phthisiques, par suite d'anciennes panophthalmies, ont dû être enlevés pour cause de sympathie, il existe des cas où l'ophthalmie sympathique a été évidemment et uniquement engendrée par la panophthalmitis de l'œil voisin. Ces cas ont été signalés par MM. Ledoux et Rossander.

A la sécurité complète contre l'ophthalmie sympathique l'énucléation ajoute un autre avantage, celui de supprimer presque immédiatement les douleurs et d'amener un soulagement que les incisions les plus profondes ou toute autre manière de traitement sont impuissantes à procurer. En outre, l'énucléation n'exige qu'un traitement consécutif des plus simples et des plus courts; par elle, on obtient une économie de temps sur les autres procédés. Un globe non extrait poursuit sa marche douloureuse pendant une période quelquefois assez longue, au bout de laquelle le patient ne peut, la plupart du temps, porter un œil artificiel sans se soumettre à une autre opération. L'énucléation supprime le premier inconvénient et procure le second bénéfice.

Malgré ces incontestables avantages l'énucléation, à la période aiguë du panophthalmitis, a été condamnée par des hommes importants, tels que de Graefe, Pagenstecher, Arlt; c'est que des cas malheureux avaient été signalés : de Graefe avait montré deux cas où la mort survenue pouvait être imputée à l'énucléation et dans l'un des deux on avait trouvé au moment de l'opération la gaîne du nerf optique déjà enflammée. Un autre cas de mort était signalé par Knapp, un autre par Monhart; quant à celui du Dr Just et à celui de Pagenstecher, l'énucléation n'avait été pratiquée que lorsque la panophthalmite était en pleine voie de régression; ils rentrent par conséquent dans la classe des énucléations ordinaires. Le résultat des faits précédents fut que l'énucléation dans la période aiguë de phlegmon était contre-indiquée.

Avait-on apprécié ces faits à leur juste valeur? Quoiqu'on en ait dit, la décortication d'un bulbe phlegmoneux n'est pas sans difficulté; a-t-on toujours pris le

soin d'appliquer le procédé dans toute sa rigueur, et, dans
le cas contraire, n'est-ce pas là un des motifs contri-
buant aux accidents plus nombreux dans cette classe
d'énucléations? S'était-on demandé quelles pouvaient
être les chances de mort de ces malades, même en
dehors de l'énucléation? Il existe des cas où le phlegmon
de l'œil abandonné à lui-même ou traité par les incisions
a entraîné une terminaison fatale. Malgré nos recherches, nous n'avons pu trouver de statistique à cet égard.
Il n'aurait pas été sans intérêt de mettre en parallèle
une égale série de cas traités par l'une et l'autre méthode. D'ailleurs la théorie est favorable à l'énucléation, malgré ces quelques faits malheureux. On dira que,
dans la période aiguë l'inflammation est déjà transmise
aux graisses de l'orbite ou suit la gaîne du nerf optique;
mais dans ce cas, si l'énucléation n'est pas pratiquée et
si l'on se borne aux incisions, l'inflammation des parties
voisines aura-t-elle plus de chance de rétrograder? Evi-
demment non, puisque ces parties seront encore en rapport avec les lésions bulbaires provocatrices, auxquelles
l'incision la plus large ne procure qu'une incomplète
dérivation. Par l'énucléation au contraire cette cause
première est du coup supprimée. Il peut se faire alors
que l'inflammation de l'orbite, existant déjà, continue sa
marche et aboutisse à une terminaison fatale; mais on
peut difficilement accuser l'énucléation de l'avoir provoquée, et surtout de l'avoir mise en progrès, lorsque
dans les autres cas l'énucléation se montre d'une si
grande bénignité.

On ne saurait reprocher à l'énucléation d'ajouter par
son traumatisme à l'affaiblissement du malade déjà

éprouvé pas une lésion oculaire grave ; cette objection, nous la regardons plutôt comme en notre faveur, puique l'énucléation améliore toujours l'état général, permet aux malades de prendre du repos et souvent suspend l'état fébrile, s'il existe.

D'ailleurs tous les chirurgiens n'ont pas les mêmes défiances à l'égard de l'énucléation. Cohn, loin de la rejeter, l'a pratiquée plusieurs fois avec succès, et M. le Dr D. Mollière a pu présenter un malade avec un œil artificiel, le cinquième jour après l'énucléation ; il a pu en être ainsi de plusieurs des cas que nous rapportons de M. le professeur Gayet.

M. Mollière, dans le *Lyon médical*, rapporte quatre guérisons ; il attribue les faits malheureux signalés dans les auteurs plutôt à une intervention trop tardive qu'à l'énucléation même, ajoutant que dans ces cas c'est la phlébite cérébrale qui survient de bonne heure et emporte les malades. L'auteur a remarqué, ce qui est d'accord avec nos observations, que l'hémorrhagie est moins abondante que dans les énucléations ordinaires.

Aux quatre cas cités par M. Mollière, nous pouvons ajouter une série de 18 cas où l'énucléation a été pratiquée en plein phlegmon. Notre série contient aussi un cas malheureux, mais nous allons l'expliquer. Voici le fait : Il s'agit, n° 107, d'un homme qui, après avoir eu un érysipèle a été pris d'une inflammation spontanée d'un œil, et il entre à l'hôpital avec un phlegmon de l'œil droit ; il ne reste plus de trace d'érysipèle, mais le malade est considérablement affaibli. En face des douleurs si vives et des instances réitérées du malade qui réclame l'extirpation, ne voyant pas d'ailleurs d'autre complication générale que la faiblesse, M. Gayet pratique l'énucléation sans le moindre accident, sans la moindre hémorrhagie opératoire ou secondaire.

Le soulagement est immédiat; mais le relèvement des forces n'a pas lieu; le lendemain, syncope; et, trois jours après, mort dans l'affaissement qui se rapproche du coma. L'autopsie ne peut être faite. Nous ferons remarquer que cet homme est un vieillard de 81 ans. A cet âge et dans l'état de prostration où il se trouvait, quelle opération eût pu le sauver? L'incision simple? nous ne le croyons pas; l'abandon de la maladie à elle-même? moins encore. La terminaison devait être fatale; l'énucléation a été impuissante à la conjurer, il est vrai, mais peut-on l'accuser de l'avoir précipitée? Peut-être le malade a-t-il succombé à une affection commencée avec son érysipèle, peut-être à une hémorrhagie cérébrale accidentelle et en pure coïncidence avec les suites opératoires. Nous ne pensons pas que la mort d'un vieillard de 81 ans dans des conditions semblables puisse être mise sur le compte direct de l'énucléation. Les 17 autres cas ont eu une terminaison des plus favorables et des plus rapides: toujours soulagement immédiat ou très-prompt, suppuration de très-courte durée, et, par une sorte de coïncidence, nous n'avons trouvé dans aucun d'eux ni hémorrhagie, ni inflammation des parties voisines : accidents qui se sont présentés quelquefois dans les autres énucléations.

Cependant les sujets qui ont subi l'énucléation étaient dans les conditions les plus variées d'âge et de constitution. Parmi les opérés, nous trouvons un homme de 67 ans, un deuxième de 71 ans, un troisième de 74 ans, enfin un enfant âgé seulement de 3 ans; chez ce dernier comme chez tous les autres, les suites furent extrêmement simples.

Enfin, citons un 19e cas, non compris dans notre statistique. Il s'agit d'un homme (Bernard P..., meunier, 66 ans), qui était entré, le 4 avril 1877, avec une cataracte double. L'œil droit, récemment opéré, s'est pris de phlegmon. Pendant le même sommeil anesthésique, M. Gayet fait l'énucléation de cet œil et l'extraction de la cataracte de l'autre. Dix jours après, le malade sortait avec une bonne acuité. Ce fait est curieux en ce sens qu'il montre que d'un seul coup on a pu soulager le malade, le débarrasser d'un organe dangereux pour la suite et pratiquer une opération immédiate sur l'autre œil, sans influence nocive d'une énucléation faite en plein phlegmon.

Bien que nous soyons privé d'une statistique étendue et comparative des suites opératoires des phlegmons, traités par l'énucléation ou par les incisions, et malgré l'opinion généralement admise, d'après les 18 cas que que nous rapportons, sans compter les faits à nous connus par ailleurs, nous établissons la conclusion suivante, conclusion au moins temporaire et que nous sommes disposé à modifier plus tard, si des faits plus nombreux et mieux étudiés viennent à en démontrer l'erreur :

La panophthalmie ne mettant pas à l'abri de l'affection sympathique;

L'énucléation étant bien plus facilement acceptée par les malades dans la période aiguë que plus tard, si elle devient nécessaire dans la période chronique irritative ;

L'énucléation amenant un soulagement immédiat, exigeant un traitement consécutif des plus simples, procurant une économie de temps, et rendant possible la pose d'un œil artificiel;

L'énucléation, dans la période aiguë de panophthalmie, n'étant pas une opération aussi dangereuse qu'on le dit :

L'énucléation est indiquée dans les cas de panophthalmie ou phlegmon oculaire, excepté lorsque cet accident n'est que le symptôme d'une maladie générale.

(Pour les cas compris dans les N⁰ˢ 2, 3, 4, 5, 6 nous renvoyons aux conclusions « *Indications de l'énucléation préventive.* »

II. — INDICATIONS DE L'ÉNUCLÉATION CURATIVE

L'affection sympathique de l'autre œil peut commander l'énucléation, mais aussi, du moins temporairement, la contre-indiquer. C'est une des circonstances les plus difficiles de la pratique médicale que de la décider à certains moments. Outre la difficulté du diagnostic, on se trouve en face de certains cas, où le sacrifice d'un œil qui y voit encore vous charge d'une terrible responsabilité.

Pour résoudre le premier point, il faut établir que la maladie du second œil est l'effet de la maladie du premier, cette dernière doit préexister à celle de l'œil secondairement affecté, mais il serait injuste de vouloir mettre la maladie du second en rapport direct d'intensité avec la cause provocatrice du premier.

Si le mode de transmission ne nous est souvent qu'imparfaitement connu, la puissance d'action ou le rapport entre la cause et l'effet nous échappent bien plus encore. A cette première difficulté se joint souvent celle

de l'incertitude du résultat du traitement. Verra-t-on,
après l'énucléation du premier œil, la maladie du second
reculer ou s'arrêter, ou le processus, déjà en mouvement, pourra-t-il, malgré la disparition de la cause première, persister indépendemment d'elle, être même exalté
par l'intervention opératoire, par l'irritation de la plaie
ou de la cicatrice? Toutes ces questions doivent recevoir
une solution différente suivant qu'elles ont trait à l'une
ou l'autre forme de l'affection sympathique. C'est à l'expérience, c'est aux résultats éloignés de l'énucléation
que nous devons demander les indications précises ap-
plicables à chaque catégorie de faits.

Vouloir procéder dans tous les cas d'une façon iden-
tique, et exiger du malade les mêmes sacrifices, ou le
bercer du même espoir, serait un non sens que les ré·
sultats se chargent bien de démontrer.

Examinons les indications de l'énucléation spéciales
aux diverses formes de l'ophthalmie sympathique.

I, Forme irritative de l'ophthalmie sympathique. Asthénopie accommodative, névralgies ciliaires, photophobie, larmoiement, amblyopie sympathique, etc., sans lésions
matérielles appréciables.

Si l'œil, resté sain jusque-là, devient photophobe, larmoyant, impropre à une application prolongée, si l'a-
cuité visuelle y diminue en même temps que la force d'accommodation, s'il existe des douleurs plus ou moins vives,
et surtout de la sensibilité de la région ciliaire au toucher ; que le syndrôme de la forme irritative soit complet
ou seulement représenté par un ou plusieurs symptômes ;
lorsqu'enfin on ne peut trouver à ces troubles, ni dans
l'œil même, ni dans l'état général, d'autre origine que

l'influence sympathique, que ces symptômes persistent, et ne cèdent pas aux moyens ordinaires, il y a là indication à l'énucléation immédiate du premier œil dans les cas de :

1° Moignon irritable, spontanément douloureux ou sensible à la pression.

2° Moignon même indolore renfermant ou non un corps étranger, contenant ou non une coque osseuse, parce que souvent on a vu des produits dégénérés de l'inflammation déterminer la sympathie sans réaction propre sur le moignon qui les renfermait, le diagnostic étant impossible.

3° Staphylôme antérieur ou scléro-cornéen ; enfin hydropthalmie, décollement rétinien et glaucome douloureux ; tout autre mode opératoire, loin de pouvoir prétendre à la suppression de la cause de la sympathie, ne ferait la plupart du temps qu'y ajouter.

4° Irido-cyclites, irido-choroïdites, irido-capsulites traumatiques ou spontanées avec amaurose totale.

5° Ces mêmes affections, alors que l'œil à enlever conserve encore un certain degré de perception visuelle, ou pourrait l'acquérir plus tard par une opération d'un résultat toujours douteux.

Cette dernière conclusion est justifiée par les faits et les résultats de l'énucléation dans la forme irritative de l'ophthalmie sympathique. Le succès, par ce moyen héroïque, est à peu près certain ; il est rapide et durable, car les exceptions ne peuvent entrer en ligne de compte.

De Graefe cite comme faits rares deux cas où l'énucléation ne fut pas suivie de succès. Mooren en cite un autre où l'énucléation pratiquée alors qu'il n'y avait que de la gêne de l'accommodation, l'iritis se développa quand même deux ou trois jours après, mais elle fut bénigne et l'acuité était normale au bout de deux mois. Enfin, un cas du Dr Derby, où l'irritation sympathique, ayant persisté après l'énucléation, il fit une section de deux à trois lignes du nerf optique, croyant que les filets ciliaires étaient tiraillés par la cicatrice. Le résultat fut bon, mais temporaire.

Néanmoins, le succès, et le succès complet, est la règle. C'est qu'on dira que cette forme irritative sympathique de l'ophthalmie peut persister longtemps sans s'aggraver, que des auteurs, entr'autres Donders, ont soutenu qu'elle ne pouvait se transformer en la forme maligne de l'ophthalmie symphathique. Telle n'est pas la confiance de tous les chirurgiens. Rossander s'attache à combattre cette idée de non transformation, et il présente des faits qui semblent prouver cette métamorphose ; si de tels faits, ajoute-t-il, ne se produisent pas sous les yeux des chirurgiens instruits, c'est par la raison toute simple qu'on ne les laisse pas se produire. On traite cette ophthalmie sympathique, même sous cette forme, et ce serait une faute impardonnable d'agir autrement. Oui, le danger est constant, l'énucléation, voilà le vrai remède ; au chirurgien de le faire accepter et de l'appliquer le plus tôt possible.

II. Forme maligne. — Iritis plastique, irido-cyclite et iridochoroïdite.

L'énucléation est indiquée :

1° Lorsque le premier œil est devenu un moignon

douloureux d'une manière spontanée ou provoquée par la pression ;

Qu'il renferme une coque osseuse ou un corps étranger.

2° Lorsque l'œil à enlever est atteint de staphylôme ou glaucome irritable, ou d'une autre affection douloureuse que l'organe ne peut ni ne pourra dans la suite avoir de faculté visuelle.

L'énucléation est *contre-indiquée*, lorsqu'on a affaire à un moignon iudolore et dont la réaction paraît épuisée, ou à des leucomes, ou à de petits staphylômes indolents.

L'énucléation est *formellement contre-indiquée*, lorsque le premier œil, quels que soient sa lésion, son état d'irritation ou de calme relatif, conserve encore une certaine faculté visuelle, ou on pourra en recouvrer plus tard par une opération ultérieure ; et cette contre indication existe mêmeaudébut, si la forme maligne de l'ophthalmie sympathique estfranchementconfirmée.Pour appuyer cette dernière conclusion, nous ne citerons que l'observation inédite suivante :

Jean Marie M..., 53 ans, de Veyriot (Ain). Hôtel-Dieu, 28 oct. 1871, salle des opérés, n° 27.

Reçoit un coup sur l'œil droit. La vue diminue rapidement.

Deux mois après, apparition de l'ophthalmie sympathique sur l'œil gauche. A son entrée à l'hôpital, on constate un irido-cyclite à gauche. Mais le malade peut encore se conduire, tandis que de l'œil droit il ne conserve que la perception lumineuse. L'énucléation n'est pas faite, et le malade est renvoyé, après quelques jours de traitement médical, dans le même état. Le malade a été retrouvé, le 2 juillet 1877. L'œil gauche, celui sympathiquement affecté, s'est perdu ; toute vision y est absoment abolie, tandis que le droit, celui primitivement blessé, a pu, même sans opération, en recouvrer assez pour conduire le malade, quoique avec peine.

Dans ce dernier cas l'énucléation du premier œil n'aurait pas sauvé le second, et le chirurgien aurait eu à se reprocher d'avoir privé le malade de la seule petite, mais précieuse ressource, qui lui restait.

1II. Forme bénigne, irido-cyclite séreuse, iritis bénigne irido-kératite.

Les indications de l'énucléation sont les mêmes que dans la forme maligne, avec cette différence cependant, que le succès opératoire, ou du moins l'arrêt de l'affection étant beaucoup plus fréquent que dans la précédente forme, on doit pratiquer l'énucléation dans des conditions un peu plus larges. Les cas opératoires, douteux dans la forme maligne, pourront ici être tranchés en faveur de l'énucléation. Cependant, quoique le succès l'ait justifiée dans quelques irido-kératites, il y a contre-indication générale, même dans cette forme, à enlever un œil qui voit encore ou pourra voir. Si, dans quelques cas bien nets, on peut aller jusqu'à enlever un œil, malgré le peu de vision qui lui reste et qui certainement finirait par disparaître, et si l'irido-cyclite ou choroïdite dont il est atteint est une provocation constante pour la maladie du congénère ; si, dis-je, on peut énucléer un tel organe, l'énucléation ne saurait être justifiée lorsqu'il s'agira d'un leucome, même avec adhérences iriennes, même avec perte de vision, si plus tard ce même œil pourra recevoir une pupille artificielle, si surtout actuellement sa réaction inflammatoire, sur le congénère, paraît plus ou moins épuisée.

La détermination serait tout opposée s'il s'agissait d'un staphylôme volumineux ou d'autres altérations ayant amené la perte totale et irrémédiable de l'appareil de la vision.

IV. Formes rares.

Pour les rétinites, rétino-choroïdites, les indications sont les mêmes que pour la forme irido-cyclite séreuse, iritis bénigne, irido-kératite.

Si l'on se trouvait en présence d'une lésion rétinienne du premier œil (cas de Cohn), lors même qu'elle ne s'accompagnerait ni de douleurs, ni de troubles des parties antérieures, si cette lésion rétinienne paraissait exercer une influence manifeste sur l'état du congénère, dont les troubles ne seraient explicables que par la sympathie; si enfin, l'amaurose était totale et irrémédiable dans le premier œil, l'énucléation de cet organe serait indiquée.

Quant à l'excavation de la papille et à l'atrophie des nerfs optiques sympathiques, les faits sont tellement rares, que l'indication opératoire se puisera presque tout entière dans la certitude du diagnostic.

Les glaucomes, les décollements rétiniens réclament quelquefois l'énucléation de l'œil voisin, mais les succès

sont si incertains que, dans les indications, on devra se
montrer plus réservé encore que pour la forme maligne
de l'ophthalmie sympathique.

Remarque. — Outre les dangers qu'on prétend atta-
chés à l'énucléation dans la panophthalmite, on a ajouté
que, l'ophthalmie sympathique étant déclarée, on ne devait pas procéder à l'énucléation de l'œil primitivement
malade, tant que dans celui-ci il ne serait pas survenu
au moins une rémission importante de l'inflammation ;
la même observation a été faite par Critchett, par rapport à l'état d'irritation active du second œil. L'énucléation, dans ces cas, pourrait exalter l'ophthalmie sympathique, et en précipiter la marche. Le professeur Arlt
insiste sur cette rémission qui doit être tout d'abord obtenue par le repos, l'obscurité, les cataplasmes, etc. A
part un cas, observation n° 25, et encore qui n'est pas
très-démonstratif, nous n'avons pas eu occasion de voir
l'énucléation exalter la maladie du second œil, et plusieurs fois elle a été pratiquée dans les conditions dési-
gnées plus haut.

Quoi qu'il en soit, ces remarques et les faits à l'appui
ont de la valeur, et nous ne manquerions pas d'en tenir
compte dans les cas d'ophthalmie sympathique franchement déclarée sous forme maligne ou bénigne ; mais
nous ne saurions nous arrêter devant cette considération
quand il s'agira de la forme irritative sympathique sans
lésions matérielles ; ici, le danger est dans l'apparition
possible de lésions nouvelles ; on est presque certain du
succès. Il faut agir et au plus tôt. Dans les 48 cas que
nous rapportons, et pour lesquels l'énucléation a été pra-

tiquée dans les circonstances les plus variées, nous n'a-
vons jamais vu l'énucléation du premier œil influencer
défavorablement l'état du second; dans les cas où l'irritation n'a pas été calmée d'une façon immédiate ou rapide,
elle n'a au moins jamais été surexcitée.

APPENDICE AUX INDICATIONS DE L'ÉNUCLÉATION.

Outre les cas rares dans lesquels les tumeurs du bulbe
déterminent une réaction sympathique de l'autre œil,
l'énucléation est indiquée dans :

1° Le gliome de la rétine ;

2° Le sarcome de la choroïde, de la sclérotique, du corps
ciliaire ;

3° Certains épithéliomas récidivants, même limités de
la conjonctive bulbaire et de la cornée.

Il faut procéder à l'énucléation dès que le diagnostic
est certain, resterait-il encore quelque vision ; en atten-
dant on ne peut que perdre sans rien gagner.

4° Pour les néoplasmes de l'iris, tant qu'ils ne sont pas
trop gros, il suffit d'un procédé analogue à l'iridectomie
pour les extirper complètement. Quand les dégénéres-
cences cancéreuses ou staphylomateuses sont limitées à
cette région, Himly recommande l'ablation de la moitié
antérieure du bulbe, en passant un couteau à cataracte
en arrière du point dangereux. Les membranes s'ac-
colent et forment un moignon qui permet de porter
un œil artificiel. Pour nous, nous donnons la préférence à l'énucléation dans la très-grande majorité des
cas.

L'énucléation élimine plus rapidement et plus sûrement l'élément morbide, et fournit quand même un moignon suffisant pour l'adaptation d'une pièce artificielle.

5° Quand on a affaire à de simples kystes sur la lisière cornéo-scléroticale, que ces kystes se soient développés à la suite de plaies pénétrantes ou de tout autre façon, Arlt conseille de pénétrer par le bord scléro-cornéen avec un large couteau lancéolaire, dans l'intérieur du kyste, sans le transpercer, la paroi s'affaisse et l'on peut ensuite l'abraser avec plus ou moins de substance irienne. Quelquefois la ponction simple suffit. Knapp insiste sur la gravité des kystes de l'iris; dans la plupart des cas qui lui sont connus, les yeux ont péri par irido-choroïdite, et souvent même il s'est développé une ophthalmie sympathique sur l'autre œil. C'est pour cette dernière raison que, à la Société pathologique de New-York, on a posé la question de savoir si, dans ces cas, l'énucléation n'était pas indiquée. Rothmund s'élève contre cette mesure radicale et défend l'extirpation du kyste avec iridectomie.

Pour nous, nous adopterions plutôt les idées de Knapp, et nous préférerions l'énucléation à moins de contre-indication spéciale d'autre part.

CONSIDÉRATIONS SUR LES DÉTERMINATIONS DE L'ÉNUCLÉATION.

Le professeur Arlt donne le conseil suivant, plein de sagesse sans doute, mais dont l'application mérite d'être discutée : dans certains cas où l'énucléation doit être acceptée sans délai, il est difficile d'en faire comprendre la nécessité au vulgaire; il faut donc, toutes les fois que son refus pourra déceler l'insuffisance de l'indication médicale, se garder de la demander.

Il est très-vrai qu'on a enlevé beaucoup d'yeux qui auraient pu sans inconvénient rester en leur place; mais alors à quelle époque pratiquer l'énucléation? Faut-il attendre que l'ophthalmie sympathique soit imminente, ou bien qu'elle soit déclarée? Le malade ne donne son consentement à l'opération que si celle-ci lui assure le salut de l'autre œil; or, quel est le médecin assez audacieux pour en répondre, en présence d'une ophthalmie sympathique franchement établie? Que de cas où la terminaison fatale est venue désillusionner l'opéré; il n'a pas alors seulement de la douleur et des regrets, mais quelquefois de la colère. Il ne se contente pas de croire à l'inutilité de l'opération, d'en attribuer l'impuissance au retard qu'on a mis à la pratiquer, il lui impute aussi l'accélération de son mal, et l'entourage du malade juge le médecin, ou lui reproche d'avoir *arraché* un œil sans nécessité, même avec danger; il n'a pas réussi, on le condamne. Cependant, nous le répétons, l'énucléation ne sera pas acceptée souvent devant des probabilités plus ou moins nombreuses; il faut au malade la promesse du succès. Cette assurance, on peut la donner quand il s'agit de la forme irritative; on peut la pousser jusqu'à la certitude lorsque l'ophthalmie sympathique n'est qu'imminente; le chirurgien peut promettre que le sacrifice du mauvais œil sauvera sûrement l'autre. Si le malade a refusé et que plus tard l'ophthalmie sympathique ne se déclare pas, on aura moins fait tort à la cause de l'énucléation qu'en promettant, pour une ophthalmie sympathique déclarée, un succès bientôt démenti par une terminaison fatale. Mieux vaut pécher par excès de zèle, mieux vaut avoir prédit le danger que se trouver en face de lui surpris et désarmé. Encore une fois, l'énucléation est impuissante ou donne des résultats incomplets dans la forme grave ; elle agit brillamment, il est vrai, dans la forme irritative, mais faut-il mettre des chances contre soi alors qu'on peut regarder le succès comme certain tant qu'on est dans la période de probabilité ou d'imminence (1)? C'est donc vers l'énucléation préventive que doivent tendre tous les efforts ; pas un malade ne reprochera à un chirurgien de l'avoir privé d'un œil tant que l'autre sera dans son intégrité ; il lui reprochera au contraire l'ablation d'un moignon même informe et douloureux si le second œil vient à se perdre par les progrès d'une ophthalmie sympathique trop tardivement combattue.

Donders, établissant une séparation clinique entre la forme irritative et la forme maligne, a créé un danger on en est venu à nier toute transformation possible de l'une dans l'autre ; Rossander et bien d'autres ont combattu ces idées ; pour nous, sans aller jusqu'à soutenir que la première est l'état prémonitoire de la seconde, nous dirons que la transition entre tous les degrés est possible et que dans la forme irritative comme dans la forme grave, il y a d'incontestables indications à l'énucléation.

Maintenant, voyons quelles peuvent être les causes de

(1) On ne cite que deux cas où l'ophthalmie sympathique ait éclaté après l'énucléation : dans le premier, de Schmidt, il n'y eut que des troubles peu graves du corps vitré ; dans le second, de Pagenstecher l'ophthalmie fut encore bénigne.

la non-acceptation par le public et par quelques méde-
cins de l'énucléation, et surtout de l'énucléation préventive. Nous les rangerons sous quatre chefs successivement discutés :

1° L'espoir que l'ophthalmie sympathique n'éclatera
pas ;

2° Le peu de gravité qu'elle pourra présenter ;

3° La pensée que l'énucléation en pourra triompher et
qu'on aura toujours le temps ;

4° Le danger du traumatisme opératoire.

I. *L'espoir que l'ophthalmie sympathique n'éclatera pas.*
— Il est difficile, pour un accident en apparence insi-
gnifiant, de faire accepter l'énucléation par un malade ;
il hésite jusqu'à ce que l'affaiblissement graduel de la
vue soit venu confirmer le pronostic du médecin. D'autre
part, il est constant que des yeux peuvent rester pendant
de longues années le siége d'une irritation sourde chronique sans provoquer la moindre réaction sur leur congénère. Des corps étrangers ont pu demeurer des dix et
vingt ans sans que leur influence nocive se soit jamais
fait sentir sur l'œil opposé. Mais, à côté de ces faits, il
y en a d'autres non moins constatés, où, après un long
calme, l'ophthalmie sympathique s'est déclarée avec une
soudaineté et une violence que rien ne pouvait faire prévoir, et la cécité est survenue. On cite un cas où elle
s'est produite 45 ans après. La sécurité n'est donc ni
durable ni certaine, et on en reste convaincu en songeant
que sur un bulbe perdu, atrophié, la moindre cause externe ou interne peut réveiller les douleurs et de probable
rendre l'ophthalmie sympathique imminente.

Vignaux.

Une lésion spontanée ne doit pas donner plus de quiétude qu'une lésion traumatique. A quelle époque, en effet, les tissus de l'œil ont-ils assez perdu leur vitalité pour n'être plus aptes à recevoir et à transmettre l'impression causée par des dépôts dégénérés? Impossible de fixer cette date ; on n'a jamais vu un œil assez *détruit*, assez *mort*, pour que ses éléments, à un moment donné, ne puissent plus devenir capables de réaction (1). Donc, pas de confiance en l'avenir, le calme même est une menace ; les faits sans réveil sympathique à longue échéance ne peuvent autoriser le refus de l'énucléation lorsque celle-ci est formellement indiquée.

2° *Le peu de gravité que l'ophthalmie sympathique pourra présenter.* — On ne peut préjuger de la gravité de l'ophthalmie sympathique avant qu'elle se soit montrée ; inutile de songer à prédire si elle se manifestera sous la forme nerveuse irritative, sous la forme d'irido-cyclite grave ou sous tout autre forme moins maligne. Leurs conditions de développement ne sont pas assez connues, et tel accident qui déterminera chez un individu une forme grave ne produira chez un autre qu'une forme irritative. On a bien voulu admettre certaines prédispositions ; ainsi, dit-on, chez un myope un traumatisme amènerait de préférence des altérations de la choroïde et de la sclérotique, staphylôme ou glaucome ; chez une personne âgée, les effets réflexes retentiraient plutôt sur

(1) L'anatomie pathologique démontre que, lorsque leurs membranes ou leurs milieux ont été altérés de façon à être partiellement remplacés par une cicatrice, les yeux peuvent être le siège d'un travail de désorganisation incessant et qui ne s'arrêtera jamais.

le cristallin et le rendraient opaque. Mais l'incertitude la
plus absolue règne à cet égard et on doit parer d'avance
à toute éventualité.

3° *La pensée que l'énucléation en pourra triompher et
qu'on aura toujours le temps.* — C'est une illusion, c'est
une erreur de croire qu'une fois l'ophthalmie sympathique
déclarée on aura le temps d'en triompher. Elle peut éclater soudainement et marcher avec une rapidité effrayante.
Rondeau parle d'un cas où l'abolition de la vue par ophthalmie sympathique fut produite en vingt-quatre heures.
Du reste, l'énucléation qui donne des résultats brillants
dans la forme irritative, bien moindres dans la forme
bénigne, n'en donne que de fort médiocres et incertains
dans la forme maligne; si dans la première la guérison
qu'elle obtient est la règle, dans la dernière elle est l'exception. Le Dr Berlin, de Stuttgart, raconte que l'énucléation pratiquée vingt-quatre heures après le début
d'une ophthalmie sympathique n'empêcha pas le second
œil d'arriver à une cécité incurable. Hirchberg cite un fait
analogue : l'énucléation fut faite aussi vingt-quatre heures
après le début; à ce moment les manifestations sympathiques ne consistaient qu'en une synéchie punctiforme
et malgré cela l'opéré devint aveugle.

Contre un danger à marche si rapide, quel autre moyen
de protection prendre que l'énucléation préventive?

4° *Le danger du traumatisme opératoire.* — Ce n'est pas
la moindre cause de résistance à l'énucléation que l'idée
monstrueuse de danger que le public y attache. Les
doctrines de la médecine, les résultats les plus importants

de la chirurgie ne pénètrent que très-lentement dans l'esprit du peuple. Il faut qu'il voit, et qu'il voit souvent pour se convaincre; il ne tient compte que des faits et bien peu des discours. Or, l'énucléation est une opération de date relativement récente, qui fut d'abord confondue avec l'évidement de l'orbite; la gravité exceptionnelle de celui-ci, ses suites fâcheuses lorsqu'elles ne sont pas mortelles, ont fait qu'aux yeux du public ignorant l'ablation d'un œil est presque aussi effrayante que l'amputation d'un membre. Et cependant quelle différence! Parmi les opérations chirurgicales, l'énucléation est une opération bénigne au premier chef. Voilà ce qu'il faut vulgariser, et il y a déjà un grand progrès; aujourd'hui, M. le professeur Gayet voit des malades venir demander eux-mêmes l'ablation d'un œil, encouragés par les exemples qu'ils ont vus, tandis qu'il y a quelques années on refusait souvent une énucléation urgente.

Oui, l'énucléation est une opération bénigne, à suites simples, et on la regarde avec raison comme ne mettant pas en danger la vie du patient. Jusqu'en 1872, on ne signalait que quatre cas de mort qui fussent imputables à l'opération; le Dr Just en ajoute un autre : il s'agissait d'un œil perdu par ophtalmite, la guérison eut lieu en huit jours, le neuvième, délire violent, puis coma, enfin le onzième jour après l'énucléation, mort, probablement d'une méningite suppurée. Un cinquième cas fut signalé par le professeur Pagenstecher : un boucher s'était piqué l'œil gauche avec un couteau, trois jours après l'énucléation il succombait du fait d'une méningite suppurée; à l'autopsie, il fut impossible de trouver des liaisons entre la plaie orbitaire et la lésion méningitique. Pagenstecher, s'appuyant sur l'existence de douleurs constantes et antérieures à l'énucléation, se demanda si la méningite ne devait pas être considérée comme primitive.

M. le professeur Verneuil, en 1874 (Gaz. hebd., p. 19), s'exprime sévèrement sur les dangers et les suites de l'énucléation : « Sur quatre cas d'énucléation : dans le premier, pour une hématocèle simulant un encéphaloïde, je dus ouvrir un abcès de la paupière supérieure; dans le second il y eut tétanos qui prit la forme chronique et guérit non sans inspirer des inquiétudes; dans un troisième, opéré à la Pitié, pour un encéphaloïde rétinien au début, il y eut phlegmon de l'orbite, méningite diffuse et mort cinq jours après l'énucléation, (le quatrième a du guérir, l'auteur n'en parle pas), tandis que j'ai pratiqué sept fois la blépharorraphie sans accident. » Nous admettons que le professeur de Paris soit tombé sur des cas malheureux, mais nous ne pouvons nous empêcher d'être frappé par cette circonstance, que deux fois sur quatre il s'agissait d'un encéphaloïde ou d'une hématocèle le simulant. Y aurait-il eu complication? Dans nos affirmations, nous ne comprenons que les cas simples d'énucléation pour ophthalmie sympathique (1).

Quoi qu'il en soit, ces faits sont rares. Sur une série de plus de 100 cas, Albert Mooren n'a jamais vu d'accident mettant en danger l'existence du patient; il en est de même de 117 cas de Rossander, de Stockholm. Sur la statistique de 300 cas que nous publions, deux morts sont survenues (obs. 33 et 107), mais dans des circonstances telles que l'énucléation peut en être déchargée (voir les

(1) Chalderini parle d'un cas de mort produit par l'énucléation d'une tumeur intra-oculaire. Etait-ce une vraie énucléation?

explications au chapitre des indications et des observations). C'est d'abord une malade ayant eu des attaques
antérieures de paralysie et qui, deux mois après, suc-
combe à une nouvelle attaque ou au progrès d'un catarrhe pulmonaire ; c'est ensuite un vieillard de 81 ans,
considérablement affaibli par un érysipèle, qui meurt le
troisième jour. Huit fois il y a eu hémorrhagie, deux fois
seulement sérieuse ; une fois érysipèle ; une fois phlegmon
de la paupière supérieure ; six fois tendance au phlegmon
de l'orbite ; quatre fois phlegmon de l'orbite ayant guéri
sans donner d'inquiétude. Tous les autres cas ont eu des
suites simples, c'est-à-dire que la guérison s'est effectuée
dans six à douze jours, sans hémorrhagie opératoire ou
secondaire, sans douleurs trop violentes, sans réaction
fébrile intense, sans complication du côté de l'orbite ou
des paupières. Quelle est en chirurgie l'opération de
quelque importance, réputée bénigne, qui pourrait présenter une statistique aussi favorable ?

L'idée de danger opératoire une fois écartée, l'énucléation sera facilement acceptée ; indépendamment du soulagement qu'elle procure dans les cas d'ophthalmie sympathique douloureuse, elle débarrasse le malade d'un œil
laid, difforme, qu'on remplace par une élégante et trom-
peuse coque artificielle.

L'énuléation n'a pas cependant que des avantages,
elle a aussi ses inconvénients. Sans parler des cas où les
douleurs périorbitaires ne se sont pas supprimées, cas
qu'il paraît juste de devoir rapporter à une névralgie de

cause générale, il faut signaler les incommodités de la
pièce artificielle. La coque qui remplace l'œil exige des
soins minutieux ; pour certaines personnes c'est une
lourde dépense à renouveler toutes les années, enfin
c'est un objet qui, matin et soir rappelle au patient sa
propre infirmité. Si pendant quelque temps, on néglige
de le porter, la cavité orbitaire se rétrécit, des brides
ou des végétations se forment et rendent la pose de la
coque d'émail impossible sans une nouvelle intervention.
Le point d'appui de la pièce et par conséquent sa mobi-
lité sont plus faibles par l'énucléation que par la méthode de Critchett ; mais en ménageant comme nous
le conseillons le nerf optique et la conjonctive bulbaire
on rendra toujours la prothèse oculaire facile.

Souvent après l'énucléation les malades se plaignent
d'épiphora ; c'est une peine réelle qu'ils ne manquent
pas de signaler ; il y a quelquefois plus que des larmes ;
du catarrhe muco-purulent fourni par les culs-de-sac.
D'après nos observations nous n'avons pu nous former
une opinion pour savoir si cet épiphora est plus fréquent
ou plus abondant chez les personnes qui portent un œil
artificiel.

Chez deux opérés, nous avons vu la coque d'émail déterminer une irritation sympathique de l'autre œil ; tous
les matins, au moment de la pose de la coque, il y avait
une gêne visuelle ou accommodative qui ne durait qu'un
quart d'heure à une demi-heure ; le reste de la journée la
tolérance était parfaite.

Chez les personnes qui ne portent pas de pièce artificielle, on voit quelquefois de l'entropion ; les cils irri-

tent la muqueuse et provoquent une légère inflammation chronique; ajoutez à cela la pénétration constant
des poussières extérieures et cet orbite vide devient une
source d'inquiétude. C'est pour remédier à cette gêne, à
cette irritation chronique que Streatfield (1) à crée son
procédé de destruction de la conjonctive.

(1) *Nota.* STREATFIFLD, Destruction de la conjonctive dans certains cas d'énucléation. *The Lancet* 1872, p. 821 et 856 et *Ann. d'ocul.*,
t. LXX, p. 197.

Cette opération doit se pratiquer :

« 1º Quand le patient ne veut pas porter un œil artificiel, soit que
l'énucléation ne soit pas accomplie, soit plus tard à cause du tourment
que produit ce corps étranger, à cause de la dépense toujours renouve-
lée, à cause de l'ennui des sécrétions conjonctivales et quand après
une explication détaillée il renonce à l'idée d'en porter un à l'a-
venir.

2º Quand les ressources de l'art chirurgical et aucun système pro-
thétique ne peuvent détruire l'intolérance amenée par l'application de
la pièce artificielle. Il est très-important de démontrer au malade les
nécessités et les conséquences de l'opération et de ne s'y résoudre
qu'avec son acquiescement afin que plus tard il ne puisse déclarer
faussement, que la destruction du sac l'a mis dans l'impossibilité de
porter un œil artificiel.

3º Quand des cicatrices larges et nombreuses, le rétrécissement du
sac conjonctival, la réunion presque complète des paupières et leur
renversement font évanouir chez le chirurgien et le patient tout espoir
de prothèse.

4º Quand la conjonctive est d'une excessive irritabilité ; quand pour
des raisons inconnues et, bien qu'elle réalise les conditions requises
au point de vue cosmétique, la plaque d'émail devient une source d'irritation et de suppuration.

5º Quand elle provoque une inflammation ou irritation sympathique
de l'œil sain. Streatfield n'a jamais rencontré cette ophthalmie sympathique, mais il croirait de son devoir de détruire la conjonctive, s'il
pouvait rattacher la cause d'une irritation ou inflammation sympathique à la présence de la pièce artificielle.

Opérations. — 1º Après l'énucléation : On dissèque la conjonctive là
où cette dissection est possible; la guérison obtenue et l'union des paupières presque établie on touche au moyen du fer rouge les points de la

Malgré ces légers inconvénients, l'énucléation est, et restera pour nous une opération de première valeur dans le traitement des ophthalmies sympathiques.

conjonctive non détruits et on termine en promenant le cautère horizontalement entre les marges palpébrales.

La dissection de la conjonctive, qui tapisse la surface irrégulière et profonde de l'orbite est si laborieuse et l'hémorrhagie concomitante si forte, que dans certains cas, Streatfield s'adressait de préférence à la pâte au chlorure de zinc, en ayant soin de préserver les paupières.

2° En même temps que l'énucléation : On abaisse la paupière inférieure et disséquant la conjonctive du bord palpébral jusque dans le cul-de-sac, on la coupe aux angles externe et interne. Tirant ensuite le globe oculaire en bas, on dissèque de même la paupière supérieure ; mais on est obligé, par les difficultés que l'on éprouve, d'en laisser une portion, que des caustiques doivent détruire plus tard.

Mais, dit Carter (14 décembre, p. 849), la glande lacrymale avant de s'atrophier ne sécrète-t-elle pas, et cette sécrétion n'est-elle pas une source d'ennuis ? Streatfield croit que cette glande jouit de peu d'activité et il n'a vu survenir aucune complication dans les cas, peu nombreux à la vérité, où il a eu recours à l'opération décrite plus haut. »

VII

Observations de quatre-vingt-dix cas d'ophthalmie sympathique traités par l'énucléation.

GROUPE I.

Iritis maligne, iridocyclite plastique.

OBSERVATION I (inédite).

Blessure. Cataracte traumatique d'un œil, extraction du cristallin, insuccès, développement d'une iritis plastique sympathique sur l'autre œil. Enucléation tardive de l'œil primitivement lésé. Cécité définitive.

Jean T., 26 ans, cultivateur de Saint-Georges-l'Espéranche (Isère), « Hôtel-Dieu de Lyon, salle Saint-Sacerdos, n° 2, service de M. le professeur Gayet ». Il y a 11 jours, le 7 octobre 1875, l'œil *gauche* fut atteint par une petite baguette aiguë de bois, qui perfora la cornée et ouvrit la capsule du cristallin ; la substance cristallinienne, faisant hernie par cette petite ouverture, vint s'étaler dans la chambre antérieure, derrière la cornée, à la manière d'un champignon. On voit trembler cette substance comme de l'amidon cuit ; près du bord externe de la cornée, on voit une petite plaie irrégulière indiquant le point par lequel avait eu lieu la perforation traumatique du globe. 15 jours après l'accident, les douleurs, qui avaient suivi le traumatisme, ont à peu près cessé ; le cristallin laisse encore passer quelques rayons lumineux. 4 mois se sont écoulés depuis l'accident, sans que le malade ait jamais souffert d'aucun des deux yeux, mais la vue a encore diminué dans l'œil *gauche*, la pupille est un peu dilatée, le globe a la même tension que l'œil droit, la chambre antérieure est augmentée, l'iris est propulsé par l'efflorescence cristallinienne, laquelle est en forme de bissac avec étranglement au niveau de la capsule, le cristallin est opaque, blanchâtre, à reflets chatoyants, phosphènes normaux. Dans l'un et l'autre œil, absence complète de douleurs spontanées et à la pression. O. G. Acuité : distingue le jour et la nuit. O. D. S = 1, intégrité fonctionnelle et organique.

Le 21 février 1876, extraction de la cataracte de l'œil gauche, le malade est chloroformisé. M. Gayet, au moyen du couteau de de Graëfe fait une incision linéaire, mais cette incision est faite tout juste *à la jonction de la cornée avec la sclérotique*. Immédiatement la cristalloïde se vide de son contenu opaque et un peu ramolli, et au moment où le couteau a rompu une fausse membrane existant entre les deux chambres, il s'est produit une rupture de l'hyaloïde, issue d'un peu d'humeur vitrée et projection de l'iris entre les lèvres de la plaie. Malgré les tentatives les plus acharnées on ne peut réduire la hernie de l'iris poussée en rouleau par l'humeur vitrée. *Suites opératoires simples*, peu de douleur. 20 jours après, la saillie de l'iris ne s'est pas réduite, elle peut devenir ainsi une cause d'irritation redoutable tant par son frottement avec la paupière que par ses tiraillements à l'intérieur du globe ; en outre, pas d'espoir d'amélioration parce que les causes, qui ont soulevé et projeté l'iris, persistent et même se sont accentuées ; d'ailleurs l'opération n'a pas beaucoup augmenté l'acuité visuelle, aussi se décide-t-on à emporter le staphylôme d'un coup de ciseau sans se préoccuper de ce qui arrivera. Ou cette opération réussira et ce qui reste de la vue sera conservé, ou elle aboutira à une fonte de l'œil et ce sera une solution utile au point de vue de la sécurité de l'autre. Cette observation démontre qu'il eût mieux valu, en cette occasion, s'éloigner de la sclérotique et essayer d'enlever les débris de la cataracte traumatique à travers une plaie se rapprochant du centre de la cornée. La résection du staphylôme est pratiquée et le malade est renvoyé avec la recommandation expresse de se représenter s'il survient quelque douleur persistante dans cet œil et surtout le moindre trouble fonctionnel du côté de l'œil droit. Sortie : O. G. Acuité : distingue le jour et la nuit. O. D. S = 1, fonctionnement normal.

Rentrée, 27 juillet 1876. Le malade n'a pas tenu exactement compte des conseils qui lui avaient été donnés. En effet, sept à huit semaines après l'opération, exécutée sur l'œil gauche, celui-ci était devenu le siége de douleurs peu violentes, il est vrai, mais presque continuelles, tandis que son reste de vision avait déjà disparu ; en même temps il devenait larmoyant et craignait un peu la lumière ; des douleurs intermittentes apparurent bientôt s'exagérant par les efforts d'accommodation, tandis que les objets paraissaient alors entourés de brouillards. La vue baissait légèrement, mais comme les douleurs, quoique fréquentes, n'étaient pas excessivement vives, cet homme a laissé aussi son affection de l'œil secondairement atteint marcher pendant deux mois, et il ne vient aujourd'hui réclamer du secours que parce que cet organe commence à ne plus lui suffire pour son travail.

Etat des deux yeux le 27 juin 1870, c'est-à-dire environ huit mois après l'accident traumatique et quatre mois après l'extraction de la cataracte de l'œil gauche :

O. D. « sympathisé », rougeur des conjonctives bulbaire et palpébrale, vascularisation plus marquée dans la région péricornéale, dilatation irrégulière de l'iris, petite adhérence à la partie inférieure du bord pupillaire, petite tache sur la cristalloïde, visible à l'éclairage oblique ; larmoiement, photophobie, force d'accommodation diminuée d'un tiers, douleurs susorbitaires, sensibilité *spontanée et à la pression* de la région ciliaire. $S = \dfrac{13}{40}$ après les moments de repos ; ne peut que compter les doigts dans les moments de fatigue.

O. G. « sympathisant », staphylôme supero-interne couvert de vaisseaux, atrésie pupillaire et atrophie de l'iris, qui est projeté en avant avec des adhérences au niveau du staphylôme, tension du globe à peu près normale, les douleurs dont il avait été le siége pendant plus d'un mois et demi ont cessé depuis trois semaines, *pas de douleur ni de sensibilité spontanée ou à la pression.* $S = O$.

Le 27 juin 1876, O. G. *Enucléation* (éthérisation) procédé Bonnet.

Autopsie. — Bride réunissant le bord supérieur de l'iris à l'humeur vitrée et au corps ciliaire profondément altéré : au niveau de l'ora-serrata la choroïde est épaissie et infiltrée d'exsudats. Pièce n° 214.

Suites opératoires. — Simples.

Résultat immédiat. — Dès le deuxième ou troisième jour, les douleurs ont presque complètement cessé dans l'œil droit; sous l'influence de l'atropine les adhérences iriennes sont rompues, l'iris est parfaitement dilatable et vertical, la pupille est très-nette sauf deux petites ponctuations, traces des deux adhérences récemment rompues, diminution de la photophobie ; un mois après, plus de larmoiement, plus de douleurs, vue très-améliorée. $S = \dfrac{20}{40}$ au minimum. Œil artificiel.

Résultat tardif. — 24 juin 1876, un an après l'énucléation ou vingt mois après l'accident primitif et seize après l'extraction de la cataracte :

Cécité définitive. — L'amélioration qui avait suivi l'énucléation ne persista que deux mois ; après une fatigue de huit jours il y eut récidive de l'iritis, réapparition des douleurs et des troubles fonctionnels, deux ou trois périodes d'accès se sont produites avec diminution toujours progressive de la vue et aujourd'hui le malade est frappé de cécité absolue sans être pour cela débarrassé des douleurs que lui cause son œil droit.

OBSERVATION II (inédite).

Traumatisme et atrophie d'un œil, iridocyclite sympathique sur l'autre, énucléation tardive. Cecité.

Constance M..., 52 ans, ménagère de Willargerel (Savoie).

Le 22 juillet 1873. — Eclat de pierre dans l'œil gauche, perte de la vue immédiate et sans retour, consécutivement douleurs très-vives, s'irradiant dans la tête; ces douleurs ne vont cesser qu'avec l'ablation de l'organe.

Au bout de cinq mois, l'œil droit fut pris sympathiquement ; diminution rapide de la vue ; en huit jours, l'acuité visuelle avait baissé au point que la malade ne pouvait distinguer que la flamme d'une bougie.

Actuellement :

O. D. (sympathisé), irido-cyclite, douleurs vives, spontanées et à la pression, sensibilité excessive de la région ciliaire, injection périkératique, adhérences iriennes, photopsie, acuité à peu près nulle.

O. G. (sympathisant), globe atrophié, moignon douloureux spontanément et à la pression, cécité complète.

Le 25 janvier 1874. O. G. *Enucléation* (éthérisation), procédé Bonnet.

Autopsie. — (Pièce n° 93 de la collection de M. Gayet.) Destruction du corps ciliaire et désorganisation de toute la partie antérieure du globe, décollement rétinien ; il n'est pas trouvé de corps
étranger.

Suites opératoires simples.

Résultat immédiat. — Disparition des douleurs à gauche, diminution des douleurs à droite ; après quinze jours celles-ci étaient à
peu près calmées, mais la vision ne revenait pas.

15 février. Iridectomie sur cet œil « sympathisé », difficulté
extrême de la section de l'iris, propulsion du cristallin entre les
lèvres de la plaie, on doit pratiquer une discision équatoriale de la
cristalloïde et le cristallin s'échappe ; réapparition des douleurs.

Cinq jours après l'iridectomie, l'œil sympathiquement affecté
était pris de fonte purulente.

20 février 1874. Sept mois après l'accident traumatique et deux
mois après le début de l'ophthalmie sympathique, cécité définitive.

Les douleurs ne sont pas encore calmées.

OBSERVATION III (inédite, recueillie de souvenir).

Traumatisme d'un œil, menace d'ophthalmie sympathique sur l'autre,
ajournement de l'énucléation, apparition quelque temps après, de
l'ophthalmie sympathique maligne. Enucléation, cécité.

N..., 10 ans, Hôtel-Dieu, salle Saint-Louis, 1873. Cet enfant,
venant de Saint-Etienne, avait reçu un coup sur un œil, « je ne me
rappelle pas lequel ». M. Gayet regarda dès le principe l'énucléation comme utile pour sauver l'autre quoique l'enfant n'en souffrît
pas. Cependant l'œil malade avait encore quelque perception lumineuse. Cette circonstance, le jeune âge du sujet, qu'il était pénible
de priver d'un œil pour lequel on pouvait encore espérer, firent
temporiser et ajourner l'énucléation.

Au bout de quelque temps, des douleurs se firent sentir dans
l'œil sain, le malade rentra ; l'ophthalmie sympathique était confirmée, on procéda immédiatement à *l'énucléation* du globe primitivement affecté. C'était trop tard, la marche de l'ophthalmie sympathique ne put être enrayée. La cécité fut bientôt définitive, tandis
que le second œil eût pu être certainement sauvé par une énucléation hâtive du premier.

Deux ans plus tard, rappelant ce souvenir, M. Gayet disait :
« C'est là un regret de toute ma vie. »

OBSERVATION IV (inédite).

Iridocyclite traumatique pseudo-membraneuse d'un œil, iridocyclite sympathique de l'autre, énucléation tardive du premier, cécité.

Emmanuel M..., 7 ans 1[2, opéré en ville par M. Gayet. Il y a cinq mois, blessure de l'œil droit avec un couteau, qui atteignit la région ciliaire ; dans l'espace de quinze jours toute vision était abolie. Un mois plus tard, un officier de santé tentait sur cet œil une iridectomie. Trois jours après, « sans que pour cela on doive en accuser la récente opération », c'est-à-dire trente-trois jours après la blessure de l'œil droit, la vision de l'œil gauche commença à être atteinte. L'acuité visuelle diminua rapidement en même temps qu'apparaissaient les douleurs, et actuellement, que nous sommes éloignés de cinq mois de l'accident primitif, voici l'état de l'œil gauche secondairement affecté depuis quatre mois :

Spasme des paupières, au point qu'il est impossible d'examiner l'enfant sans l'endormir ; tension normale du globe ; chambre antérieure renfermant une humeur aqueuse si trouble qu'on peut difficilement constater l'état de l'iris, quelques adhérences iriennes, photophobie intense, douleurs vives. Acuité : distingue le jour de la nuit.

Le 1er février 1876. *Enucléation* de l'œil droit aveugle, primitivement blessé. Pièce path. n° 192.

Autopsie. — Le globe a conservé son volume normal, il n'est malade que dans sa portion antérieure ; le corps ciliaire, ses procès, la membrane hyaloïdienne sont mastiqués dans une masse d'exsudats plus ou moins organisés ; de l'iris on ne distingue plus que son pigment ; le cristallin avait dû s'échapper par la blessure.

Suites opératoires. — Simples.

Résultat immédiat. — Disparition des douleurs d'un côté et amélioration de celles de l'autre ; le lendemain et jours suivants, diminution de la photophobie, diminution progressive des douleurs, vue meilleure. Quatre mois après sortie, l'enfant compte les doigts.

Résultat éloigné. — 10 mois après, l'état stationnaire et même amélioré qui avait suivi l'énucléation n'a pas persisté ; actuellement, phthisie du globe, cécité. C'est là une des formes les plus dangereuses de l'ophthalmie sympathique, que l'énucléation trop tard pratiquée est impuissante à combattre.

OBSERVATION V (inédite).

Lésion traumathique et atrophie d'un œil, iridocyclite sympathique, énucléation du premier et iridectomie du second. Amélioration.

Louis P..., 55 ans, cultivateur de Saint-Maurice (Saône-et-Loire), « Hôtel-Dieu, 9 oétobre 1872, salle Saint-Louis, n° 94. service de M. Gayet ». Il y a six mois, le malade reçut dans l'œil droit un éclat de bois. L'œil enflamma et suppura, aujourd'hui il est complétement aveugle et atrophié.

Trois mois après l'accident, après avoir éprouvé quelques troubles fonctionnels, l'œil gauche devint sérieusement malade. Les douleurs furent très vives, tant dans la région péri-orbitaire que dans le globe même ; elles persistent, mais avec une bien moindre intensité. L'iris est verdâtre, infiltré et projeté contre la face postérieure de la cornée, la pupille est déformée et le bord pupillaire soulevé par des adhérences. Le 10 octobre, iridectomie de l'œil gauche sympathiquement affecté. L'incision est difficile à cause du contact presque immédiat de l'iris avec la face postérieure de la cornée, et ce n'est qu'en traversant celui-ci qu'on peut arriver au lieu voulu pour la contre-ponction. Ce n'est qu'à la troisième tentative avec la pince de Liebreigth que l'on finit par saisir l'iris et en amener un pli au dehors ; une fois la section faite, la pupille ainsi obtenue fut assez étroite, mais elle arrivait jusqu'à la circonférence externe. L'iris était coriace. Les suites de l'opération furent simples ; le malade recouvra un peu de vue. Le résultat de l'œil gauche étant meilleur qu'on ne l'espérait, on décide et on pratique l'énucléation de l'œil droit, dont l'action sympathique a été manifeste ; mais cette opératien est faite moins à cause de l'influence nocive actuellement faible de l'œil primitivement blessé que pour en prévenir le retour ou l'exagération.

Le 26 octobre 1872. *Enucléation* de l'œil droit (éthérisation), procédé Bonnet. Pièce n° 25, de la collect. de M. Gayet.

Suites opératoires simples.

Résultat immédiat. Le malade a gagné par les deux opérations ;

la pupille ancienne est obstruée, mais la vision s'exerce un peu par la nouvelle.

Résultat éloigné, mai 1877, plus de 4 ans et demi après l'énucléation, la vue a plutôt augmenté qu'elle n'a baissé, il n'y voit pas assez pour lire. mais il peut se conduire, il ne souffre plus, mais il y a quelques étincelles de temps à autre.

OBSERVATION VI (inédite).

Brûlure et atrophie d'un œil, irido-cyclite sympathique de l'autre.
Enucléation du premier, cécité.

Cyrile G..., 54 ans, marchand de charbons d'Oyonnax (Ain). Hôtel-Dieu, 22 avril 1874. Il y a quatre mois, brûlure de l'œil gauchee après quinze jours de violentes douleurs, perte complète de la vision. Ces douleurs ont persisté depuis, quoique moins vives. L'autre œil, dont la vision avait été parfaite jusqu'alors, a été, il y a quinze jours, sans cause probable autre que l'influence nocive de son congénère, pris de phénomènes inflammatoires, dont la violence égalait la soudaineté. Cet œil droit secondairement atteint présente une conjonctive rouge, injectée, une chambre antérieure trouble, une pupille immobile en contraction, douleurs et sensibilité excessives du globe. Acuité : ne peut même presque pas conduire le malade.

28 avril 1874. *Enucléation* de l'œil gauche complètement aveugle et atrophié.

Suites opératoires simples.

Résultat immédiat. Le calme des douleurs se produit peu à peu, mais la vision ne revient pas ; iridectomie sur l'œil droit, confirmation de l'irido-cyclite, cécité.

Résultat tardif. — Les douleurs ont diminué, la cécité persiste.

OBSERVATION VII (inédite).

Irido-cyclite traumatique d'un œil, irido-cyclite sympathique de l'autre
énucléation du premier. Résultat rapproché ; même état du second ;
résultat éloigné, inconnu.

Auguste F..., 35 ans, tailleur de pierres (salle Saint-Louis, no 11.) Il y a six mois, éclat de pierre dans l'œil droit, irido-cyclite et abolition de la vue consécutive. Six semaines après l'accident, l'œil gauche se prend par sympathie, l'irido-cyclite est déclarée, mais ses altérations sont moins avancées que celles de son congénère.

Le 1er avril 1870. *Enucléation* de l'œil droit primitivement affecté, actuellement aveugle.

Suites opératoires simples.

Résultat rapproché. — Amélioration légère : — quelque temps après, iridectomie, qui laisse l'œil dans le même état.

Résultat éloigné. — Inconnu

OBSERVATION VIII (inédite).

Blessure et enclavement de l'iris sur un œil, iritis sympathique sur l'autre, énucléation du premier, amélioration légère du second.

André S..., 5 ans, opéré en ville. Il y a 8 mois, blessure de l'œil droit par un éclat de verre, enclavement de l'iris, abolition de la vision, douleurs modérées. Quelques semaines après l'accident, l'œil gauche ne se laisse pas dilater par l'atropine, l'iris est projeté en avant, enfin, tous les signes d'une irido-capsulite. L'enfant peut à peine se conduire.

Le 6 sept. 1876. Enucléation de l'œil droit aveugle atrophié.

Autopsie. Les nerfs ciliaires, immédiatement préparés à l'acide osmique et examinés au microscope, n'ont présenté aucune altération.

Suites opératoires simples.

Résultat immédiat. — Cessation des douleurs progressivement.

Résultat éloigné. — Les exsudats paraissent se résorber lentement, la mère et l'enfant reconnaissent que l'acuité a augmenté. Ce résultat ne porte qu'à 1 mois 1[2 après l'énucléation ; le malade n'ayant pu être retrouvé, le résultat tardif reste inconnu.

OBSERVATION IX (inédite).

Irido-cyclite plastique, spontanée d'un œil, irido-cyclite consécutive de l'autre, énucléation, cécité.

Joseph B..., 13 ans, cultivateur de Voiron. Hôtel-Dieu, 12 décembre 1873. A l'âge de quatre ans, à la suite de la variole, douleurs très-vives dans l'œil droit et perte de la vision ; le globe resta douloureux. Depuis plus d'un an, sans cause appréciable autre que les douleurs de son congénère, l'œil droit s'est affecté à son tour ;

actuellement, les douleurs sont violentes et le malade ne goûte que peu de repos. Cet œil présente une vive injection périkératique, l'iris un peu diminué, douleurs intolérables surtout à la pression ; comme acuité : distingue la main à un pied.

Le 16 décembre 1873. *Enucléation* de l'œil droit aveugle primitivement affecté. Pièce, n° 87 : globe mou, staphylome antérieur, adhérences iriennes, exudats englobant le corps ciliaire.

Suites opératoires simples.

Résultat immédiat. — Disparition des douleurs du côté du globe énucléé, diminution de celles de l'autre côté. Amélioration sensible de la vue. Huit jours après, arrêt de l'amélioration, trouble inflammatoire de la cornée, péridectomie, amélioration nouvelle ; quinze jours après, récidive ; le malade sort, n'ayant rien gagné par l'opération.

Résultat éloigné, mai 1877, quatre ans après l'énucléation. La cécité survint bientôt, les douleurs persistent encore du côté non énucléé.

OBSERVATION X (inédite).

Irido-cyclite et atrophie d'un œil, cataracte « irido-cyclite » et adhérences iriennes de l'autre, énucléation du premier, extraction linéaire du second, cécité.

Marguerite F..., 30 ans, tisseuse de Saint-Clair de la Tour (Isère), Hôtel-Dieu, fév. 1872, service de M. Gayet. Il y a huit ans irido-cyclite de l'œil gauche et perte rapide de toute vision. Après un repos de six années, la douleur et la sensibilité reparurent dans ce globe atrophié. L'œil droit devint alors bientôt malade à son tour, il fut douloureux au début et aujourd'hui qu'il l'est beaucoup moins on peut y constater une cataracte et les traces d'une iritis ancienne ; comme acuité : il distingue le jour de la nuit.

Le 14 fév. 1772. *Enucléation* de l'œil gauche procédé Bonnet (éthérisation). Pièce path. n° 20.

Suites opératoires simples.

Extraction linéaire quinze jours après. — La malade peut compter les doigts. Malheureusement, un peu d'inflammation se développa le 3ᵉ jour et la malade sortit avec un moins brillant résultat.

Résultat éloigné. — Quelques mois après, la cécité était complète, les douleurs ont persisté comme avant l'énucléation et elles durent encore en mai 1877.

OBSERVATION XI (inédite).

Irido-choroïdite spontanée et atrophie d'un œil, irido-cyclite consécutive de l'autre, énucléation, cécité.

Elise F..., 43 ans, né à Marly (Suisse), Hôtel-Dieu, 24 février 1876, service de M. Gayet. Il y 4 ans, sans cause appréciable, douleurs vives, lancinantes dans l'œil gauche, qui au bout de trois semaines se trouvait définitivement perdu pour la vision. Les douleurs vives cessèrent alors, mais elle a toujours continué à en éprouver de légères de temps à autre, ainsi qu'une certaine irritation causée par une sensation de gravier dans l'œil. Pendant 4 ans l'œil droit a été absolument indolore et la vision parfaite, mais depuis un mois, sans que les douleurs sourdes et la sensation de gravier de l'O. G. aient augmenté, l'œil droit après avoir été douloureux légèrement et photophobe pendant une huitaine de jours a été pris de symptômes d'irido-cyclite confirmée. Actuellement : O. D.; douleurs lancinantes siégeant dans le globe et la région susorbitaire, empêchant le sommeil, sensibilité excessive de la région ciliaire, tension oculaire augmentée, hyperémie des conjonctives, teinte ecchymotique de l'iris, pupille adhérente, irrégulière, trouble de l humeur vitrée, photopsies ; acuité : souvent ne peut se conduire.

O. G. globe mou, atrophié, peu douloureux spontanément et à la pression, vision nulle.

Le 26 fév. 1876. *Enucléation* de l'O. G. (Ethérisation). Pièce, n° 230 de la collection de M. Gayet. Atrophie de l'iris et de la choroïde.

Suites opératoires simples.

Résultat immédiat. — Les douleurs de l'œil droit n'ont pas sensiblement diminué ni le premier ni le second jour, ce n'est que vers la fin du 3ᵉ et surtout vers le 6ᵉ et 7ᵉ jour que commence l'amélioration au point de vue des douleurs ; vers le 15ᵉ, elles avaient notablement diminué, et un mois après la malade sortait, pouvant se conduire, mais l'œil est encore sujet à des accès douloureux.

Résultat tardif, cécité, mai 1877. — L'état stationnaire et même l'amélioration, qui avaient suivi l'énucléation de l'œil primitivement perdu, ne durèrent que pendant trois mois ; deux poussées successives réduisirent bientôt la malade à une cécité absolue et les douleurs du second œil, quoique bien moindres qu'au début, n'ont pas encore entièrement disparu.

OBSERVATION XII (inédite).

Irido-cyclite d'un œil, iritis plastique sympathique, énucléation tardive, cécité définitive.

Angèle C..., 30 ans, ménagère de Ste-Luce (Isère). Hôtel-Dieu, 9 janvier 1875, salle Sainte-Marguerite, n° 5, service de M. Gayet. » Il y a deux ans, violentes douleurs du côté gauche, à la suite desquelles la vue de cet œil fut complètement abolie. Les douleurs, qui s'étaient peu à peu calmées, reprirent une persistance et une intensité nouvelle il y a quatre mois. Six semaines après l'apparition de cette recrudescence douloureuse de l'œil gauche, l'œil droit se prenait à son tour : ce furent d'abord des troubles fonctionnels, affaiblissement de la vue, un peu de photophobie et de larmoiement; un mois encore après, cet organe devenait le siége de douleurs lancinantes, s'exagérant comme celles de son congénère, tandis que l'affaiblissement de la vue faisait des progrès. Actuellement : iritis confirmée, injection périkératique, couleur foncée de l'iris, adhérences pupillaires, $S = \dfrac{3}{20}$.

Etat de l'œil primitivement malade : chambre antérieure très-diminuée par la projection de l'iris et la présence des fausses membranes ; globe mou, douloureux spontanément et à la pression; vision nulle.

Le 14 janvier 1875. *Enucléation* de l'œil gauche. Procédé Bonnet (Éthérisation.) Pièce path. n° 140.

Suites opératoires simples. — Cette femme était enceinte de six mois.

Résultat immédiat. — Sortie avec une grande amélioration au point de vue des douleurs et de la vision.

Rentrée neuf mois après, l'amélioration n'a pas continué, les douleurs persistent, le champ pupillaire est presque atrésié. — Iridectomie après anesthésie par le chloroforme, nouvelle amélioration, sortie.

Résultat éloigné, juin 1877. — Deux ans et demi après l'énucléation, ou un et demi après l'iridectomie, l'amélioration par la seconde opération ne persista pas longtemps; actuellement les douleurs sont un peu calmées, mais la cécité est définitive.

Observation XIII (inédite).

Atrophie, staphylomes depuis vingt-deux ans et récidive des douleurs
sur un œil, iritis plastique sympathique sur l'autre, énucléation hâtive du premier, état stationnaire de l'affection du second.

Suzanne R..., 49 ans, ménagère de Saint-Jean de Mouzols, salle
Sainte-Marguerite, n° 7, 20 février 1875. Œil droit totalement
perdu depuis 22 ans, pendant lesquels calme absolu de cet œil et
vision parfaite de l'autre. Depuis quelques jours, réapparition des
douleurs dans le bulbe droit atrophié, violentes douleurs périorbitaires et douleurs dans l'œil gauche, sain jusqu'alors. Ce dernier
présente de l'injection périkératique, et une adhérence irienne à
la partie supéro-interne. Sensibilité, photophobie. O. G. S $= \dfrac{4}{33}$.

Le 23 fév. 75. *Enucléation* du globe primitivement atteint O. D.
Pièce path. n° 145 de la collection de M. Gayet. Staphylome antérieur conique et leucome total, adhérences iriennes générales.

Suites opératoires. — Douleurs excessives et phlegmons de l'orbite, guérison rapide malgré cela, œil artificiel.

Résultat immédiat. — Diminution des douleurs, amélioration de
l'acuité visuelle, la malade peut se conduire facilement, tandis
qu'elle ne le pouvait qu'avec peine avant l'opération.

Résultat éloigné, 25 juin 77. — Deux ans et demi après l'énucléation, la malade se félicite de son opération ; l'affection, qui
avait fait rapidement baisser la vue de son œil gauche, a été enrayée par elle, l'acuité visuelle n'a pas baissé depuis ; plus de
sensibilité à la pression sous ce globe, état absolument stationnaire. S $= \dfrac{4}{20}$, peut se conduire avec toute facilité. L'iris est toujours un peu déformé, mais tout symptôme d'inflammation même
chronique a disparu.

La malade a eu l'année dernière des maux de tête, qui paraissaient plutôt liés à la ménaupose qu'à l'état de son œil. Un certain
degré de larmoiement persiste dans le côté opéré ; néanmoins, l'œil
artificiel est mobile et bien toléré.

OBSERVATION XIV (inédite).

Leucome et atrophie d'un œil, iritis exsudative à origine sympathique douteuse, énucléation du premier, amélioration du second).

Claudine P..., 38 ans, cannettière, d'Ampières. « Hôtel-Dieu, Saint-Paul n° 100, service de M. Gayet, 18 janv. 1872. » Dès son enfance, depuis le moment de sa vaccination, ophthalmies graves et multiples sur l'œil gauche, dont la cécité fut complète à l'âge de 10 ans. Cet œil leucomateux, atrophié et ramolli, est de temps en temps le siége de quelques douleurs. Depuis plusieurs mois, iritis plastique à droite. L'iris a une teinte terne atrophique, il n'est que peu mobile ; la pupille obéit à l'atropine, mais avec déformation ; adhérence horizontale capsulaire à la partie inférieure, le cristallin est légèrement trouble. La malade éprouve de violentes douleurs sous les régions frontale et occipitale. Acuité de l'œil droit : ne peut servir qu'à conduire.

Le 22 janvier 1872. — *Enucléation* de l'œil gauche. Procédé Bonnet (Ethérisation). Pièce path. n° 10.

Suites opératoires. — Gonflement et tendance au phlegmon de l'orbite, qui avorte bientôt.

Résultat immédiat. — Sortie avec une amélioration légère au point de vue des douleurs et de la vision.

Résultat éloigné, mai 1877. — Cinq ans et demi après l'énucléation, l'amélioration a persisté, la vision s'est maintenue, la malade y voit assez pour lire, mais la fatigue est prompte à se produire encore ; quelques douleurs, et épiphora dans l'œil énucléé.

OBSERVATION XV (inédite).

Irido-kérato-cyclite d'un œil, iritis plastique de l'autre, énucléation du premier, amélioration et guérison incomplète du second.

Marie L..., 29 ans, ménagère, née aux Avenières (Isère), Sainte-Marguerite, n° 10, service de M. Gayet. Il y a six ans, irido-cyclite à droite, avec troubles cornéens consécutifs ; pendant les intervalles de repos de la cyclite, la cornée du même œil devenait souvent le siége d'ulcérations superficielles, sensibles, douloureuses. Enfin, la kératite devint profonde, un petit abcès se produisit au centre de la cornée. L'œil gauche était resté indemne malgré les lésions de son voisin, lorsque, il y a un an, après une nouvelle et une des plus violentes poussées d'irido-cyclite de son congénère, il s'affecta à son tour ; ce furent d abord du larmoiement, de la photophobie, et une légère diminution de l'acuité visuelle. Depuis un an, l'affection sympathique a marché, et voici l état actuel de cet œil secondairement affecté. Injection de la conjonctive, cornée légèrement dépolie, pupille déformée, synéchies iriennes postérieures, troubles des milieux ; à cela, il faut ajouter de la photophobie, une sensibilité médiocre, une acuité visuelle descendue à $\frac{1}{40}$ et un champ visuel un peu rétréci.

Nota. — La malade présente une névralgie crânienne ancienne, qui paraît plutôt être une complication qu'une cause des lésions oculaires.

Le 23 janvier 1876. — *Enucléation* de l'œil droit primitivement malade, actuellement aveugle et sensible, iris en synéchie totale.

Suites opératoires simples.

Résultat immédiat. — La photophobie et le larmoiement diminuant beaucoup, mais l'acuité visuelle remonte peu; dix jours après, péridectomie. L'acuité se relève un peu. Sortie un mois après l énucléation. Acuité : lit le n° 50 à trois pieds, $S = \frac{1}{17}$.

Résultat éloigné. — Malade revue (mars 1877), plus d'un an après l'énucléation. La marche de l'affection du second œil a été enrayée, tandis qu'avant l'opération, la diminution de l'acuité visuelle faisait des progrès rapides ; cette acuité s'est même améliorée depuis l'énucléation, plus de douleurs dans le globe, mais les douleurs névralgiques crâniennes antérieures persistent encore.

OBSERVATION XVI (inédite).

Staphylomes scléro-cornéens sur un œil, iritis exsudative sympathique sur l'autre, énucléation hâtive du premier, guérison du second.

Claudine B..., 53 ans, de Grièges (Ain). « Hôtel-Dieu, 28 décembre 1874, salle Sainte-Marthe, n° 3, service de M. Gayet. » Il y a 17 ans, perte de l'œil gauche; six ans plus tard, douleurs vives dans cet œil, et enfin calme absolu. Il y a six mois, les douleurs reparurent avec une persistance et une intensité considérable; trois mois après, retentissement sur l'œil droit, dont les symptômes inflammatoires se sont surtout accusés depuis trois semaines.

Actuellement, l'œil droit, secondairement malade, présente une injection périkératique avec un iris, qui a perdu sa contractilité, avec une pupille irrégulière et déformée, surtout à la partie inférieure, douleurs lancinantes, $S = \dfrac{2}{7}$.

L'œil gauche est mou, douloureux spontanément et à la pression, la vision est nulle.

Le 29 décembre 1874. — *Enucléation* de l'œil gauche. Pr. Bonnet. (Ethérisation). Pièce n° 136, de la collect. Vaste épanchement sanguin dans la chambre antérieure, deux petits staphylômes scléro-cornéens, l'un supérieur, l'autre inférieur.

Suites opératoires simples.

Résultat immédiat. — Calme progressif des douleurs, la malade sort avec une acuité visuelle sensiblement augmentée.

Résultat éloigné, 15 mai 1877. — Deux ans et demi après l'énucléation, guérison ; la malade y voit pour lire ; quelques douleurs insignifiantes.

GROUPE II.

Iritis bénigne, iridocyclite séreuse, kératite.

OBSERVATION XVII (inédite).

Scléro-choroïdo-cyclite pseudo membraneuse d'un œil, irido-cyclite séreuse, sympathique de l'autre, énucléation du premier, amélioration du second.

Joseph C..., 31 ans, cultivateur de Quincieux (Isère), « Hôtel Dieu, 1er novembre 1876, salle St-Sacerdos, n° 95, service de M. le professeur Gayet. » Il y a 10 mois, diminution de la vue à gauche, douleurs sus-orbitaires, photopsies, les douleurs allèrent en augmentant, jusqu'à la perte totale de la vision, qui eut lieu au bout de quatre mois ; ce fut à cette même époque que l'œil gauche indemne jusque-là fut pris de troubles fonctionnels sympathiques ; diminution de l'acuité visuelle, photophobie sans larmoiement ; un mois et demi après, survenaient des douleurs, qui persistent encore et auxquelles il faut joindre une vive sensibilité de la région ciliaire. Cet œil gauche, secondairement atteint, présente comme lésions matérielles une injection périkératique, une ponctuation fine de la face postérieure de la cornée, un iris moins lisse et moins brillant, une pupille irrégulière, paresseuse, dont la partie inférieure du limbe est retenue par deux petites adhérences postérieures, un léger trouble de l'humeur vitrée, une tension un peu augmentée du globe. $S = \dfrac{1}{5}$.

Actuellement, l'œil gauche, primitivement atteint, est arrivé à la période atrophique de l'irido-cyclite pseudo-membraneuse ; les douleurs et la sensibilité ciliaires, quoique persistant, ont diminué depuis que cet organe a perdu toute vision.

Le 3 novembre 1876. — *Enucléation* de l'œil gauche. « Pr. Bonnet. (Ethérisation » Pièce n° 231 de la collect. ophth. de M. Gayet.

Suites opératoires simples.

Résultat immédiat. — Sorti avec un soulagement des douleurs, mais la vision n'étant améliorée que de peu de chose.

Résultat éloigné. — Six mois après l'énucléation. Lettre du père disant que son fils, qui vient de succomber à une maladie accidentelle, avait beaucoup gagné par l'opération, qu'il ne souffrait plus, et que non-seulement la vision s'était maintenue, mais même avait fait des progrès depuis l'énucléation.

OBSERVATION XVIII (inédite).

Irido-capsulo-cyclite pseudo-membraneuse spontanée d'un œil, iridochoroïdite séreuse consécutive de l'autre, énucléation du premier résultat médiocre pour le retard de la marche de l'affection du second.

Pierre G..., 22 ans, cultivateur (Loire), « Hôtel-Dieu, 15 février 1876, salle St-Sacerdos, n° 73, service de M. le professeur Gayet. » Il y a 10 mois, par suite de l'habitation dans un lieu humide, douleurs violentes dans l'œil gauche et perte de la vision dans cet organe : persistance des douleurs et de la sensibité du globe.

Il y a trois semaines, l'œil droit, indemne jusque-là, a été pris subitement de douleurs vives paraissant en rapport avec celles de son congénère. Aujourd'hui, on peut constater l'état suivant : larmoiement, photophobie, sensibilité à la pression, injection conjonctivale légère, aspect louche de l'humeur aqueuse, petit piqueté à la face postérieure de la cornée, iris un peu décoloré, mais sans adhérences; trouble de l'humeur vitrée, empêchant l'examen ophthalmoscopique, tension du globe augmentée, $S = \dfrac{1}{60}$.

Le 18 février 1876. — *Enucléation* de l'œil gauche, actuellement aveugle et douloureux, P. n° 195, de la collection. Le globe était atteint d'irido-capsulo-cyclite, avec atrésie pupillaire, énorme accumulation de fausses membranes derrière la pupille et l'iris avec atrophie de ce dernier et extension au corps ciliaire.

Suites opératoires simples.

Résultat immédiat. — Amélioration notable de l'œil droit, le louche de la chambre antérieure disparaît, l'acuité remonte ; malheureusement un mois après survenait une nouvelle poussée de choroïdite. Un traitement énergique en triompha encore dans une certaine mesure. Sortie.

Résultat éloigné, juin 1877. — Un an et demi après l'énucléation, l'amélioration qui suivit l'énucléation ne continua pas, la maladie a marché, quoique d'une façon plus lente. Encore quelques souffrances, le malade peut à peine se conduire.

OBSERVATION XIX (inédite).

Irido-choroïdite et atrophie d'un œil, iritis consécutive de l'autre, énucléation du premier, guérison du second.

Jean Y..., 33 ans, cultivateur, de Saint-Maurice (Ain), « Hôtel-Dieu de Lyon, salle Saint-Louis, 26 octobre 1874, service de M. le professeur Gayet.» Il y a 6 ans, irido-choroïdite aiguë de l'œil droit, dont la vision fut complètement perdue dans l'espace d'un mois ; les douleurs s'apaisèrent peu à peu, pendant 4 ans consécutifs elles ne reparurent pas, et cet œil aveugle jouit d'un calme absolu. Ce n'est que depuis un an que ce même œil est redevenu le siége d'une sensibilité spéciale, des douleurs irrégulières se faisaient sentir tantôt sous le globe, tantôt dans la région sus-orbitaire ; en outre, depuis quatre mois, l'œil gauche, absolument indemne jusqu'alors, devint photophobe, larmoyant d'abord, puis sensible et douloureux par intervalle. Actuellement, la tension du globe est légèrement augmentée, la conjonctive péricornéenne est hyperémiée, la pupille est irrégulière et tirée par deux petites adhérences, douleurs spontanées modérées, mais sensibilité extrême à la pression. $S = \dfrac{1}{20}$ ne peut lire que les gros caractères.

O. D. primitivement atteint, globe mou, atrophié, adhérences et désorganisation de l'iris, sensibilité à la pression, douleurs spontanées moindres, vision nulle.

Le 28 octobre 1874. *Enucléation* de l'O. D. « Pièce n° 130. »

Suites opératoires. — Simples.

Résultat immédiat. — Disparition des douleurs du côté droit et diminution progressive de celles du côté gauche ; huit jours après O. G. $S = \dfrac{1}{15}$; sorti un mois après ; O. G. $S = \dfrac{1}{10}$, encore quelques douleurs.

Résultat éloigné. — 26 juin 1877, 2 ans et 3 mois après l'énucléation, plus de douleurs ; il y voit pour lire et enfiler une aiguille.

OBSERVATION XX (inédite).

Petit staphylôme avec synéchie de l'iris sur un œil, iritis consécutive sur l'autre, énucléation du premier, arrêt de la maladie du second.

Rose J..., 59 ans, tailleuse, de Serras (Ardèche), « Hôtel-Dieu de Lyon, 23 janvier 1874, service de M. Gayet.» Il y a un an et demi, violentes douleurs dans l'œil droit, toute vision fut détruite dans l'espace de trois semaines ; cet œil, qui était resté médiocrement douloureux, est devenu beaucoup plus sensible depuis un mois et demi ; dès cette même époque, l'œil gauche sain jusque-là fut pris de douleurs, photophobie et larmoiement, diminution rapide de la vue. Ces troubles parurent plus ou moins en rapport avec l'intensité et la fréquence des accès douloureux de l'œil primitivement perdu. Outre les symptômes énumérés, l'œil gauche, celui secondairement atteint, présente une rougeur inflammatoire vive des conjonctives, cercle périkératique assez vascularisé, léger trouble de l'humeur aqueuse, pupille ronde, mais insensible à la lumière et très-lente à obéir à l'action de l'atropine, douleurs péri orbitaires, tension du globe augmentée sensibilité à la pression ; acuité ; peut à peine compter les doigts, mais ne peut se conduire.

O. D. primitivement atteint, mou, atrophié, sensible à la pression, petit staphylôme scléro-cornéen, vision nulle.

Le 2 février 1874. *Enucléation* de l'O. D. Pr. Bonnet.« Ethérisation. » « Pièce path. n° 95 de la collec. » Iris en synéchie presque totale.

Suites opératoires. — Tendance au phlegmon de l'orbite le deuxième jour, application de cataplasmes, la guérison ne tarde pas à s'établir.

Résultat immédiat. — Quatre jours après, les douleurs avaient notablement diminué dans les deux yeux. Un mois plus tard la malade sortait, les douleurs étaient à peu près calmées, la rougeur inflammatoire de l'œil restant avait disparu, la vision était très-améliorée, la malade pouvait se conduire aisément.

Résultat éloigné. — 24 juin 1877, c'est-à-dire 3 ou 4 mois après l'énucléation, l'amélioration a persisté et même progressé ; la malade n'y voit pas encore tout à fait pour lire, mais elle peut exécuter facilement tous les autres travaux.

Elle ne souffre plus depuis l'opération; avant elle souffrait beaucoup.

OBSERVATION XXI (inédite).

Staphylôme antérieur sur un œil, irritation sympathique et début de l'iritis sur l'autre œil, énucléation hâtive, guérison.

Marguerite G..., 25 ans, née à Grenoble, « Hôtel-Dieu de Lyon, 17 décembre 1874, service de M. le professeur Gayet.» Il y a trois mois, inflammation violente de l'œil droit, dont la vision fut complètement perdue au bout de huit jours ; cet œil resta légèrement douloureux pendant ces trois derniers mois. Depuis huit jours l'œil *gauche*, qui était resté sain, s'est mis à larmoyer, à craindre la lumière, à rougir et est devenu le siége de douleurs très-vives, lancinantes, s'irradiant dans la tête avec des exacerbations troublant profondément le vision au point que la malade ne peut que se conduire sans pouvoir se livrer à aucun travail. Injection périkératique et léger chémosis de cet œil *gauche* ; l'iris semble avoir sa contractilité ; pupille paresseuse même sous l'influence de l'atropine.

O. D. Iris attiré et fondu dans le tissu coriace du staphylôme, qui remplace la cornée, moins de douleurs que dans l'autre œil.

Acuité nulle. — Huit jours après le début des troubles de l'autre œil, le 22 décembre 1874, *énucléation* de l'O. D. Proc. Bonnet. « Ethérisation. » « Pièce n° 134 de la collec. »

Suites opératoires. — Simples.

Résultat immédiat. — Dès le second jour, disparition des douleurs de l'œil énucléé, diminution de celles de l'autre. L'amélioration continue les jours suivants, atropine, dilatation facile de la pupille ; bientôt la malade sort sans photophobie ni larmoiement, ne conservant qu'un peu de douleur. O. G. S = 1, un œil artificiel est livré, mais il n'est pas immédiatement appliqué.

Résultat tardif. — 2 ans 1/2 après l'énucléation, la guérison a persisté, cette femme peut faire toute espèce d'ouvrages, coudre, etc., elle ne souffre nullement de son œil.

OBSERVATION XXII (inédite).

Traumatisme et atrophie d'un œil, iritis bénigne sympathique de l'autre. Enucléation un peu tardive du premier, arrêt de la maladie du second mais sans grande récupération fonctionnelle.

Georges L..., 41 ans, journalier, de Versonnex, décembre 1874, Hôtel-Dieu.» Il y a dix mois, coup de pierre sur l'O. G., perte complète de la vision en cinq jours, atrophie consécutive du globe. Un mois et demi après l'accident, symptômes d'irritation sympathique sur l'O. D.; peu à peu aggravation des troubles fonctionnels et développement d'un iritis à marche lente.

Actuellement, l'œil droit y voit à peine pour le conduire.

Le 20 décembre 1874. *Enucléation* de l'O. gauche. « Pièce path. n° 133. » L'énucléation fut faite un peu tardivement (8 mois 1/2 après le début des premiers symptômes sympathiques.)

Suites opératoires. — Simples.

Résultat immédiat. — Disparition des douleurs, mais l'amélioration de l'acuité visuelle n'est pas considérable.

Résultat éloigné. — 18 mai 1877, deux ans et demi après l'énucléation, les douleurs n'ont pas reparu, l'acuité visuelle presque stationnaire aurait plutôt augmenté que diminué, puis le malade y voit pour se conduire facilement, mais pas assez pour lire.

OBSERVATION XXIII (inédite).

Traumatisme et atrophie d'un œil, iritis sympathique subaiguë, énucléation du premier, arrêt de la maladie du second.

Julien J..., 16 ans, cuisinier, de Paris, « Hôtel-Dieu, salle Saint-Sacerdos, 11 janvier 1877.» Traumatisme et perte de la vision de l'œil droit, remontant à l'enfance. Cet œil n'a jamais été douloureux que depuis un an : ces douleurs allèrent en augmentant; quelques mois après leur début, l'autre œil se prit sympathiquement, aujourd'hui la vue a baissé au point qu'il ne peut lire les caractères d'un journal; la conjonctive est injectée, l'iris déformé, surtout la circonférence du petit limbe, principalement en bas.

Le 13 janvier 1877. *Enucléation* de l'œil droit, pièce n° 249.

Suites opératoires. — *Simples.*

Résultat immédiat. — Disparition des douleurs.

Résultat éloigné. — Juin 1877, cinq mois après l'énucléation, l'état de l'œil après être resté quelque temps stationnaire est en train de subir une aggravation lente.

OBSERVATION XXIV (inédite).

Atrophie traumatique d'un œil, iritis sympathique de l'autre,
énucléation hâtive, guérison.

Charles C..., 65 ans, boulanger, de Villefranche, « Hôtel-Dieu, 9 mars 1875, salle Saint-Sacerdos, n° 24. Il y a quatre mois, petite plaie cornéenne résultat d'un éclat de pierre; le lendemain inflammation violente et, fonte de la cornée, le globe s'atrophia tout en restant douloureux. Six semaines après l'accident, troubles sympathiques du côté droit, douleurs, photophobie et larmoiement. Aujourd'hui, on voit en outre une injection épisclérale-périkératique, paresse de l'iris, qui a perdu son brillant, aspect louche de l'ouverture pupillaire. L'acuité est descendue à ce point que le malade peut à peine se conduire.

Le 9 mars 1875. *Enucléation* du moignon douloureux, procédé Bonnet, « éthérisation. » Pièce path. n° 148.

Suites opératoires. — *Simples.*

Résultat immédiat. — Amélioration lente, mais progressive.

Résultat éloigné. — 29 mai 1877, deux ans après l'énucléation, lettre du malade : « Ma vue a graduellement gagné depuis l'opération ; elle est complètement rétablie et aussi bonne que par les deux yeux: je n'éprouve plus aucune souffrance, ma guérison est complète. »

Observation XXV (inédite).

Phthisie traumatique douloureuse d'un œil, iritis chronique et ulcère cornéen de l'autre, énucléation du premier, perforation de la cornée du second. Cécité.

M. X..., 40 ans, du département de la Côte-d'Or, « salle Saint-Sacerdos, n° 34, service de M. Laroyenne, Hôtel-Dieu, 1867.» Perte de l'œil gauche depuis un an à la suite d'un traumatisme ; ce globe aveugle reste douloureux à la pression, l'œil droit offre tous les symptômes d'iritis chronique depuis quelques mois et sur la cornée une ulcération profonde sans trace de vascularisation. Avec ce dernier œil, le malade peut encore se conduire, quoique avec peine. Après quinze jours d'un traitement composé de mydriatiques, révulsifs cutanés et collyres excitants, l'énucléation de l'œil gauche est proposée et exécutée.

Suites opératoires simples.

Résultat. L'ulcération s'est perforée le troisième jour, l'œil s'est vidé sans qu'il s'ensuivit de symptômes inflammatoires suraigus, mais la cécité survient.

M. Laroyenne se demande si l'énucléation n'aurait pas hâté la perforation cornéenne. Cette opinion fut certainement celle du malade, auquel on n'avait fait accepter l'opération que comme seul moyen de traitement de l'œil opposé.

M. Laroyenne connaît un fait analogue à la suite d'une énucléation pratiquée vers la même époque par M. de Wecker.

Observation XXVI (inédite).

Traumatisme et consécutivement iritis et staphylômes multiples sur un œil, kératite sympathique sur l'autre, énucléation du premier, guérison du second.

Henri M..., 17 ans, tisseur de Saint-Didier-de-la-Tour « Hôtel-Dieu de Lyon, 23 mai 1876, service de M. Gayet. » Ce sujet, d'une constitution scrofuleuse, n'avait pourtant pas eu mal aux yeux avant l'accident. Il y a huit mois *coup de bille* sur l'œil droit, le traitement qu'il a subi jusqu'à ce jour n'a pu lui procurer qu'une vision fort imparfaite, et cet œil n'y voit que pour le conduire. Il y a un mois et demi, après avoir passé une nuit couché sur la terre, il éprouva dans ce même œil d'assez vives douleurs, qui persistent encore. Mais ce qui l'amène à l'hôpital, ce sont surtout les troubles qu'il éprouve déjà depuis huit jours du côté de l'œi gauche. En effet, en écartant les paupières de force, on peut voir sur cet œil l'iris hyperémié, la cornée dépolie et présentant à sa surface de petites phlyctènes et des ulcérations superficielles. Cet organe est le siége de douleurs vives et d'une légère injection conjonctivale, il est atteint d'un larmoiement abondant, et surtout d'une photophobie telle que l'acuité ne peut en être prise, et que le malade emploie plutôt pour se conduire le peu de vision qui lui reste dans l'autre œil primitivement blessé. Celui-ci plus douloureux, mais moins photophobe, présente une tuméfaction et une rougeur intense de la conjonctive, une pupille déformée et quelques adhérences ; une surtout tiraille l'iris vers la partie inférieure de la cornée, qui devient staphylomateuse. Une iridectomie inférieure est pratiquée et ne réussit qu'à demi : quinze jours après le staphylôme pointait encore ; deux iridectomies latérales sont alors pratiquées pour délivrer complètement le limbe irien supérieur. Malgré cela, l'état staphylomateux de l'œil droit n'en continue pas moins à se produire sur trois points ; en outre, malgré les traitements les plus soignés, la photophobie intense et les ulcérations et le dépoli de l'œil gauche progressent au lieu de céder; en face de cet état et au bout de trois mois d'inutiles tentatives pour amélorer le droit aussi bien que le gauche, M. Gayet fait l'énucléation de l'œil D. (sympathisant); c'est pour la première fois qu'il énuclée un œil, y voyant encore un peu pour conduire le malade.

Le 30 juillet 1876, *Enucléation* de l'O. D. pr. Bonnet « Ethérisation », « pièce pathologie, n° 220 de la collection de M. Gayet. » Trois petits staphylômes tiraillent l'iris dans la région scléro-cornéenne.

Suites opératoires. — Simples.

Résultat immédiat. — Disparition des douleurs du côté droit; dès le second et surtout le quatrième et cinquième jour, diminution de celles du côté gauche. Quinze jours après, les phlyctènes et le dépoli de la cornée sont bien moindres, mais l'examen de l'œil provoque encore un larmoiement abondant; un mois et demi après, la photophobie a considérablement diminué, la cornée va être bientôt normale, le malade sort avec un peu de larmoiement et une vision, qui lui permet de se conduire facilement, mais non de lire. Peu de douleurs.

Vignaux.

8

Résultat tardif. — 30 juin 1877, onze mois après l'énucléation, l'amélioration de la vision a suivi une marche progressive, le malade peut lire. Encore quelques douleurs, mais très-légéres, insignifiantes.

OBSERVATION XXVII (inédite).

Irido-kérato-cyclite d'un œil, kératite ulcéreuse à facettes de l'autre, énucléation du premier, guérison du second.

Jean D..., 37 ans, guimpier, salle Saint-Joseph, n° 19. Il y a quinze ans, ce malade fut pris de douleurs périorbitaires très-vives avec des altérations profondes de l'iris et de la cornée du côté gauche ; ces accidents subirent des alternatives diverses, et finalement la vision fut perdue. Depuis quelque temps cet œil est redevenu douloureux et surtout sensible à la pression, la cornée est remplacée par un vaste leucòme avec des adhérences iriennes. et un cercle périkératique. Peu de temps après apparaissaient sur l'œil droit des altérations à facettes de la cornée, qui ont troublé à la fois sa réfraction et sa transparence.

Le 9 juin 1874. *Énucléation* de l'œil gauche aveugle, primitivement malade.

Suites opératoires. — *Simples.*

Résultat immédiat. — Amélioration progressive.

Résultat éloigné. — Trois ans après l'énucléation, la guérison se produisit et se maintient encore.

OBSERVATION XXVIII (inédite).

Leucome staphylomateux d'un œil, kératite panneuse disséminée de l'autre, énucléation du premier, guérison du second.

Julien P..., 13 ans et demi, Saint-Sacerdos, juin 1876, service de M. le professeur Gayet. Constitution scrofuleuse, renseignements difficiles à obtenir ; la lésion de l'œil droit serait survenue il y a neuf à dix ans après avoir couché une nuit sur la terre humide, l'autre œil ne serait pris que depuis un an environ. L'œil droit, primitivement affecté, présente un leucome total avec adhérences iriennes, le tissu cornéen est analogue à celui de la sclérotique, vision nulle, globe mou. L'œil gauche, secondairement malade, présente un leucome vascularisé à la partie inféro-interne, et de petits leucomes granuleux plus blancs, disséminés sur le reste de la cornée. Pendant quelques semaines cette cornée est soumise à un traitement régulier, qui n'aboutit à aucun résultat. L'enfant n'y voit plus à se condnire, il est triste et presque idiot. En face de cette kératite rebelle à tout traitement, on pratique l'*énucléation* du moignon voisin le 4 juillet 1876, pièce path. n° 276.

Suites opératoires. — Simples.

Résultat immédiat. — Tout traitement de l'autre œil est suspendu, on attend et on veut contrôler l'effet de l'énucléation. Après quatre ou cinq jours, on peut constater une amélioration, les vaisseaux diminuent, la cornée s'éclaircit. Un mois après, toujours sans traitement, progrès de l'amélioration, malgré un léger érysipèle, que le malade a contracté tout à côté d'un autre enfant, qui venait d'en éprouver un très-grave. Un mois et demi après, la cornée s'est éclaircie, il ne reste plus que le leucome inféro-interne, l'enfant voit à se conduire. Cet enfant, qui jusque-là avait été aveugle, prend un développement de l'intelligence en rapport avec celui de la vision. M. Gayet fait une pupille artificielle le 18 août 1876 ; bon résultat, sortie.

Résultat éloigné. — Un an après l'énucléation. Le malade y voit pour lire, il ne souffre plus du tout. On voit donc que, malgré son état atrophique indolore, malgré l'apparence scléroticale de la cornée, le moignon droit n'en exerçait pas moins une influence sympathique sur l'œil gauche.

OBSERVATION XXIX (inédite).

Chute sur la nuque, inflammation et staphylôme d'un œil exerçant une influence pernicieuse sur une infiltration cornéenne de l'autre, énucléation du premier, abolition des phénomènes sympathiques du second.

Alfred G..., 28 ans, plombier. Hôpital de Montpellier, salle Saint-Eloi. Au mois d'août 1875, chute d'un deuxième étage sur la nuque, la face et les yeux n'ont été nullement contusionnés. Le jour même l'œil droit a été pris de cuisson, de larmoiement ; il se gonfle, rougit, les douleurs lancinantes empêchent le sommeil ; toute vision est abolie et le sera pour toujours dans cet organe. Au bout de quinze jours les douleurs diminuèrent d'intensité tout en prenant par intervalles des exacerbations assez vives. Quant à

l'œil gauche, il avait été bientôt pris d'inflammation, de photophobie, de larmoiement. Huit mois se passèrent ainsi et la vue ne
revenait pas à l'œil gauche ; au contraire, la cornée s'infiltrait de
plus en plus, tandis que l'œil droit devenait staphylomateux et
sortait entre les paupières. Voyant l'état stationnaire de l'œil
gauche, malgré un traitement prolongé de huit mois, M. Courty
pratique le 7 mars 1876 l'énucléation de l'œil droit.

Suites opératoires. — Hémorrhagie au moment de l'opération,
cautérisation au fer rouge et tout s'arrête. Le malade étant très-
disposé aux congestions céphaliques, on le fait se tenir debout
toute la journée ; bains de pieds sinapisés.

Résultat immédiat. — Les douleurs cessent, non-seulement dans
l'œil droit, mais encore dans la région périobitaire gauche ; moins
de photophobie, moins de brouillards, la vue s'améliore, mais le
malade ne peut encore se conduire. Le 12 avril, pupille artificielle
au côté externe de l'œil gauche. Sortie : le malade ne peut se
conduire.

Résultat éloigné. — 15 décembre 1876, huit mois après l'énucléation. La vue a augmenté, le malade compte les doigts à trois
mètres. On voit une tache cornéenne presque centrale de deux millimètres. Cette tache paraît bien avoir diminué de ce qu'elle était
autrefois, car aujourd'hui elle n'empêcherait pas entièrement la
vision par une pupille ordinaire.

Observation XXX (inédite).

Ophthalmie des nouveau-nés, perforation et staphylôme d'un œil, son
influence sympathique sur un infiltrat cornéen de l'autre œil, énucléation du premier organe, guérison du second.

Enfant D..., âgé de 11 mois, opéré en ville par M. le professeur
Gayet. L'enfant avait une ophthalmie des nouveau-nés, tout allait
bien, mais les soins médicaux furent interrompus trop tôt, et un
jour qu'on le croyait guéri, on constata une large perforation à
travers un abcès de la cornée de l'œil droit. La projection de l'iris
contre l'ouverture cornéenne enraya l'abcès ; pendant ce temps
l'autre œil surveillé n'était le siége que d'une sécrétion insigni-
fiante ; il semblait guéri, mais six semaines après on constata dans
cet œil une petite infiltration purulente, cornéenne, en forme de
ligne transversale ; un jour même la chambre antérieure fut trou-

vée pleine d'un exsudat, qui masquait la pupille et semblait joindre l'iris à la face postérieure de la cornée. Cette fausse membrane, qui fit d'abord notre désespoir (l'autre œil étant déjà perdu), était pourtant un moyen de salut. Elle établit entre l'iris et la cornée si malade une vascularisation, dont nous pûmes suivre le développement et grâce à laquelle le processus destructeur fut enrayé. Il restait de graves inquiétudes sur le sort de l'iris et de la pupille, sur la probabilité de larges adhérences centrales, mais il était permis d'espérer soit en la possibilité d'opérations ultérieures, soit même dans la puissance de résorption, qui existe chez les tout petits enfants. C'est cette dernière alternative qui s'est réalisée, et pendant que l'œil *droit* guérissait avec une large cicatrice, dont l'iris formait la base, nous avions la satisfaction de voir dans l'œil *gauche* l'exsudat se résorber peu à peu, la pupille réapparaître, devenir libre et noire (effet remarquable de résorption).

Un large leucome avec un point central très-saturé correspondait au point qui avait été vascularisé et qui se trouvait en projection sur le bord inféro-interne de la pupille.

Ici commence tout l'intérêt de cette observation au point de vue de la sympathie. En effet, pendant les mois qui suivirent, un staphylôme presque total ne tarda pas à se développer à droite, et l'enfant parut en proie à des douleurs persistantes, qui le rendaient quinteux et semblaient même influencer son développement physique. Heureusement pour lui, sur un point aminci de son staphylôme une fistule s'ouvrait de temps en temps, et à chaque détente l'état local et général semblait s'améliorer. Dès ce moment, nous reconnûmes son influence évidente sur la résorption du leucome gauche. Cette résorption était évidente tout le temps que le staphylôme restait affaissé, tandis que la saturation augmentait pendant les périodes de tension.

Dès ce moment, M. le professeur Gayet songea à l'énucléation, sentant trop bien son impuissance à guérir l'œil droit où la vision était absolument nulle. Il eut quelque peine à faire accepter ce dernier sacrifice aux parents fatigués de voir un traitement déjà si long et si pénible pour l'enfant. Mais l'influence néfaste de l'œil droit sur l'œil gauche devint si évidente même pour eux qu'ils finirent par s'y résoudre. L'opération fut pratiquée au milieu de l'été de 1876 (pièce n° 100 de la collect. ophthalmol. de M. Gayet).

Les résultats furent on ne peut plus simples et on ne peut plus rapides. Depuis cette époque, l'enfant s'est transformé, il s'est développé, il a repris l'entrain et la gaîté ; mais l'effet le plus remarquable s'est encore produit sur le leucome gauche. La résorption a commencé par les bords, elle a gagné sans interruption vers le centre et aujourd'hui 3 décembre 1876 cette énorme tache est réduite à un point de deux millimètres de diamètre occupant la place signalée déjà et ne pouvant gêner la vision que d'une façon très-secondaire.

Il est certain pour tous que l'enfant jouit de facultés visuelles très-étendues, bien qu'on voie encore son œil exécuter ces mouvements désordonnés, que provoquent toujours les taies de la cornée.

Nota. — L'atropine, dont on se servait au début du traitement, était très-difficile à employer parce qu'une instillation de 4 à 5 gouttes, mettait le malade dans un coma léger avec un peu de cyanose, et ces symptômes d'empoisonnement persistaient pendant quatre ou cinq jours.

Résultat éloigné. — Juin 1877, onze mois après l'énucléation. Persistance et progrès de la guérison, l'acuité visuelle a augmenté, il reconnaît les personnes à une certaine distance ; l'enfant commençant à marcher se dirige très-bien du côté d'un objet qu'il désire et placé à 4 ou 5 mètres.

OBSERVATION XXXI (inédite).

Irido-capsulite pseudo-membraneuse d'un œil, irido-kératite de l'autre, énucléation du premier, amélioration du second.

Régis S., 44 ans, cultivateur de Palharis (Ardèche). Depuis très-longtemps le malade est tourmenté par une inflammation chronique des yeux. Depuis deux ans la maladie a empiré. L'œil gauche a subi une iridectomie, il y a trois mois, et l'œil droit vient d'en subir un il y quinze jours. L'œil gauche présente une irido-capsulite pseudo-membraneuse avec un staphylôme ; il est douloureux, son acuité est nulle.

L'œil droit présente une légère injection périkératique, une infiltration trouble de la cornée, une chambre antérieure diminuée, un iris gardant les traces d'une iridectomie ; il faut y ajouter du larmoiement, de la photophobie, de la douleur et de la sensibilité $S = \dfrac{1}{50}$.

Le 17 janv. 1874. *Enucléation* de l'œil primitivement affecté, pièce n° 88.

Suites opératoires. Simples.

Résultat immédiat. Amélioration de l'autre œil, la photophobie disparaît, la cornée devient moins trouble; un acné du visage, qu'on remarquait avant, a même complètement disparu.

Résultat éloigné. 30 juin 1877. Persistance de l'amélioration; le malade ne peut pas lire, mais il peut facilement se conduire; plus de douleurs, quelquefois l'épiphora.

OBSERVATION XXXII (inédite).

Irido-capsulite d'un œil, irido-kératite ponctuée sympathique de l'autre, énucléation du premier, guérison momentanée du second. Cécité définitive,

Louis T., 44 ans, liseur de dessins, de Gerdan (Ain), salle St Sacerdos, service de M. Gayet. Il y a 16 ans, abaissement progressif de la vue, et douleurs intenses de l'œil droit; au bout de 4 ans, presque toute la vision avait disparu de cet œil. Pendant une période de 10 ans, ce globe resta dans un calme absolu. Enfin, il y a 3 mois, ce même œil devint photophobe et larmoyant, des douleurs intenses apparurent de nouveau dans la région périorbitaire. Quelques semaines après cette crise de son congénère, l'autre œil, présenta des troubles fonctionnels d'abord sans symptômes physiques, c'était de la photophobie et de l'obscurcissement intermittent de la vue; actuellement on constate en outre un peu d'injection de la conjonctive bulbaire, la face postérieure est couverte de petits points; kératite ponctuée, un peu de trouble de l'humeur aqueuse, iris légèrement velouté, mais sans adhérences; on ne peut voir le fond de l'œil. Acuité visuelle réduite à $\frac{2}{15}$.

Le 22 fév. 1875. *Enucléation* de l'œil droit actuellement aveugle, douloureux, sensible, atteint d'anciennes lésions d'irido-capsulite.

Suites opératoires simples.

Résultat immédiat. Amélioration lente, mais progressive.

Résultat éloigné. 2 ans et 4 mois après l'énucléation, lettre du malade, le 26 juin 1877 :

«Après l'opération, la vue était revenue, à part quelques mouches volantes, qui m'incommodaient, mais sans me faire souffrir. Cela a duré quelques semaines; ensuite les souffrances sont revenues très-vives, je les éprouvais à peu près tous les mois, puis l'obscurcissement de la vue s'est reproduit, une cataracte s'est formée, je n'y vois absolument rien, pas même à me conduire. »

GROUPE III.

Rétino-choroïdite, décollement rétinien, etc.

OBSERVATION XXXIII (inédite).

Atrophie d'un œil, décollement rétinien de l'autre, énucléation du premier, insuccès, hémorrhagie, tampon au perchlorure, mort deux mois après.

Reine C., 53 ans, ménagère, Ste Marthe, n° 13. — Il y a quatre ans, douleurs et obscurcissement de la vue dans l'œil droit, au bout de deux ans toute vision avait disparu; actuellement ce globe est mou, déformé avec un cristallin cataracté et un iris adhérent, en outre, il est sensible à la pression. Depuis trois ou quatre mois, parallèlement à la sensibilité du congénère, le malade a vu se développer sur l'œil gauche une affection, dont le caractère sympathique peut être regardé comme possible, sinon certain; il s'agit d'un petit décollement à côté de la papille.

Nota. Le malade a déjà pris trois attaques de paralysie, tantôt du côté droit, tantôt du côté gauche, mais elles ont disparu après quelques jours sans laisser de trace.

Le 18 mars 1873. *Enucléation* de l'œil droit (atrophié, aveugle, sensible, douloureux).

Suites opératoires. Hémorrhagie assez abondante dans la journée. En l'absence de M. Gayet, on crut devoir mettre dans l'orbite quelques tampons de *perchlorure de fer, pur à 35 degrés.* Ces tampons étaient-ils tout à fait imbibés et ruisselants de liquide ou bien avait-on pris la précaution de les exprimer fortement?..... Dès le lendemain il y avait de l'œdème des paupières, un phlegmon de l'orbite se déclara presque immédiatement et arriva à la suppuration. On a dit qu'il y avait eu le lendemain des vomissements et des symptômes de méningite dus au perchlorure, nous ne pouvons affirmer ce point douteux ; les deux jours suivants, menace de gangrène. Le 14 nov. on constate une légère paralysie de tout le côté gauche (côté opposé à celui de l'œil énucléé), le lendemain la paralysie est complète, durant le mois de décembre le malade reprend la possibilité d'exécuter quelques mouvements. Pendant tout ce mois, la suppuration de l'orbite fut très-abondante et le malade s'affaiblit considérablement. Le 8 janvier 1874, *mort* par suite d'aggravation d'un catarrhe pulmonaire purulent. L'autopsie ne peut être faite. L'analyse de cette observation montre que pour ce cas de *mort* si on peut en accuser l'énucléation, ce n'est que d'une façon indirecte ; et encore dans cette dernière hypothèse peut-on se rejeter sur le tamponnement au perchlorure intempestif et mal fait, avec infiltration par ce liquide des graisses de l'orbite ; mais une autre hypothèse est aussi vraisemblable : cette femme, ayant subi antérieurement plusieurs attaques de paralysie, n'a fait que succomber à une dernière, avec complication d'un catarrhe purulent ; l'affaiblissement causé par la suppuration prolongée de l'orbite serait une unité ajoutée à l'affaiblissement général ; voilà ce que l'on pourrait reprocher à l'énucléation.

OBSERVATION XXXIV (inédite).

Atrophie douloureuse d'un œil, irritation sympathique sur l'autre, refus d'énucléation, six mois après décollement rétinien, énucléation alors pratiquée, cécité définitive.

Marie L., 56 ans, marchande de Lyon, Hôtel-Dieu, 7 juin 1876, service de M. le professeur Gayet. A l'âge de 31 ans, violentes douleurs périorbitaires du côté droit, qui ne cessèrent que lorsque la vision y fut complètement abolie ; le globe de ce côté s'atrophia. Calme absolu pendant 20 ans ; il y a 8 mois, sans cause appréciable, les douleurs se réveillèrent dans l'œil droit avec une intensité assez grande ; quelques semaines après, l'œil gauche était pris de larmoiement, de photophobie légère, et de douleurs intermittentes ; M. Gayet propose l'énucléation, qui ne fut pas acceptée. Six mois après, la malade revient, les douleurs ont augmenté, l'acuité visuelle est descendue à $\frac{1}{30}$, le champ visuel présente un large scotome, l'ophthalmoscope révèle un décollement rétinien.

Le 18 juin 1876. *Enucléation* du moignon douloureux, pièce path. n° 212.

Suites opératoires simples.

Résultat immédiat. Les douleurs sont un peu calmées, le champ visuel paraît légèrement s'agrandir.

Résultat éloigné. Juin 1877. L'amélioration ne fut pas de longue durée (4 mois); actuellement cécité définitive et surtout persistance des douleurs.

OBSERVATION XXXV (inédite).

Glaucome et perte de la vue depuis quatre ans d'un œil, glaucome confirmé dans l'autre. Enucléation du premier, marche de l'affection du second, cécité définitive.

Pierre P., 66 ans, jardinier de Lyon, salle St Sacerdos, service de M. Gayet, fév. 1876. Il y a 4 ans, attaque de glaucome et perte totale de la vision à droite. Depuis quinze jours, attaque de glaucome dans l'œil gauche, rétrécissement du champs visuel,

$$S = \frac{1}{10}.$$

Le 16 fév. *Enucléation* de l'œil aveugle. M. Gayet pratique l'énucléation dans un but d'expérimentation, pièce n° 197.

Suites opératoires simples.

Résultat immédiat. Peu d'amélioration.

Résultat éloigné. Juin 1877. Un an trois mois après l'énucléation, cécité définitive, plus de douleurs, un peu de larmoiement dans l'œil énucléé.

OBSERVATION XXXVI (inédite).

Glaucome aigu arrivé à sa dernière période sur un œil; choroïdo-rétinite probablement sympathique de l'autre; énucléation du premier, disparition des douleurs sans retour de la vision du second.

Marie C., 42 ans, ménagère, d'Yssingeaux, salle St Paul, n° 92, 19 août 1872. Après avoir eu la variole, l'année dernière elle a souffert de la moitié gauche de la tête pendant huit mois. Elle eut trois attaques successives ; la dernière amena l'abolition complète de la vision de l'œil gauche. Actuellement cet œil est parvenu à la dernière période du glaucome. Depuis 6 mois, l'œil droit est devenu de temps en temps douloureux, un peu de photophobie, pas de lar-

moiement, peu de sensibilité de la région ciliaire, intégrité matérielle de la partie antérieure du globe. Les milieux sont transparents ; on peut voir une choroïde, dont la couche pavimenteuse est
macérée, les bords de la papille sont un peu diffus; celle-ci est
rouge, bien que les gros vaisseaux y semblent un peu atrophiés.
acuité $\frac{1}{16}$.

Le 14 août 1872. *Enucléation* de l'œil cataracté glaucomateux
douloureux.

Suites opératoires simples.

Résultat immédiat. Diminution des douleurs, amélioration, mais
passagère, de l'acuité.

Résultat éloigné. Juin 1877. Plus de quatre ans et demi après
l'énucléation, la malade ne peut se conduire ; elle n'y voit presque
pas. Les douleurs ont disparu graduellement.

OBSERVATION XXXVII (inédite).

Glaucome chronique, ramollissement de l'humeur vitrée, staphylômes
  scléro-cornéens multiples, rétino-choroïdite consécutive sur l'autre ;
  énucléation du premier, guérison du second.

Jeanne F., 49 ans, de Chassieux (Isère); Hôtel-Dieu, 22 août 1872,
salle Ste-Anne, n° 22. Œil droit perdu pour la vision depuis plus
de 30 ans à la suite d'une inflammation spontanée ; après plusieurs
crises douloureuses, le calme devint absolu pour longtemps ; depuis
cette année seulement, jusques il y a deux mois, cet œil fut de
de nouveau l'objet d'un retour douloureux, qui se répéta quatre ou
ou cinq fois, mais dont la durée ne fut que de quelques jours et
l'intensité médiocre ; il est vrai qu'actuellement il est à peu près
indolore, même à la pression. L'œil gauche, qui n'avait pas été
antérieurement influencé, commença à se prendre à la fin de la dernière crise de son congénère. Les douleurs furent d'abord sourdes,
intermittentes, se faisant sentir dans le crâne, l'acuité visuelle
baissa. Aujourd'hui ces douleurs sont devenues plus vives, à peu près
continuelles; la choroïde et la rétine paraissent congestionnées,
autant qu'on peut le voir à travers un léger trouble de l'humeur
vitrée ; intégrité parfaite de l'iris et de la pupille, pas de rougeur
conjonctivale, la pression de la région ciliaire n'augmente pas
beaucoup la douleur, la photophobie et le larmoiement font défaut,

mais l'acuité est considérablement diminuée; le malade peut se conduire, mais il lui est impossible de lire ou de faire des ouvrages d'une certaine finesse.

Le 25 août 1872. *Enucléation* de l'œil droit. Procédé Bonnet. (Ethérisation.) Pièce n° 24. Atrophie presque totale de l'uvée, de la choroïde surtout dans les régions antérieures et des procès ciliaires; l'iris est aminci, dépigmenté, infiltration de la choroïde au niveau des procès ciliaires, capsule du cristallin recouverte d'exsudats, belle excavation pathologique de la papille, ramollissement du corps vitré, très-petits staphylômes antérieurs multiples.

Suites opératoires simples.

Résultat immédiat. Diminution des douleurs, cette amélioration continue et la malade sort bientôt, son acuité visuelle s'est sensiblement relevée.

Résultat tardif. Mai 1877. Plus de 4 ans et demi après l'énucléation, persistance de la guérison, la malade y voit assez pour lire. Douleurs névralgiques intermittentes, qui ne paraissent pas avoir pour origine une cause oculaire.

OBSERVATION XXXVIII (inédite).

Phthisie douloureuse d'un œil, rétinite de l'autre; énucléation du premier, guérison du second.

Laurent B..., 29 ans, colporteur, service de M. Gayet. Il y a huit ans, perte de la vue de l'œil gauche et atrophie consécutive de l'organe. Calme pendant huit ans, si ce n'est quelques douleurs légères à de rares intervalles. Depuis quelque temps ce moignon est devenu rouge, enflammé, douloureux. Ces douleurs retentissent sur l'œil droit, dont le champ visuel est diminué concentriquement. La partie antérieure de l'œil est normale, mais la papille est d'un rouge noir intense avec une légère zone d'infiltration grisâtre, $S = \dfrac{30}{40}$.

Le 18 juillet 1876. *Enucléation* du moignon gauche; pièce path. n° 218.

Suites opératoires. — *Simples.*

Résultat immédiat. — Grande amélioration, l'œil droit est débarrassé de toute douleur, $S = \dfrac{40}{50}$. Le champ visuel ne tarde pas à augmenter. Sortie, œil artificiel.

Résultat éloigné. — 15 juillet 1877. Un an après l'énucléation, guérison ; léger épiphora du côté énucléé.

OBSERVATION XXXIX (inédite).

Blessure d'un œil, rétinite sympathique de l'autre « amblyopie sympathique » sur l'autre ; énucléation du premier, guérison du second.

Joseph S..., 52 ans, cultivateur, de Colombier (Ardèche), Hôtel-Dieu, salle Saint-Philippe, n° 8, service de M. le prof. Desgranges. Juillet 1874. Ce malade avait toujours eu une bonne vue ; il y a dix mois il fut atteint à l'œil droit d'une piqûre par un épi de blé ; aussitôt après, inflammation de l'œil, et au bout de trois jours perte de la vue. Pendant quinze jours les symptômes restèrent localisés à l'œil droit, mais à cette époque perte de la vue du côté gauche par sympathie pendant trois jours ; peu à peu, la vue se rétablit du côté gauche, mais elle est toujours restée au-dessous de l'acuité qu'elle avait avant l'accident.

Leucome, adhérences iriennes et vision nulle à droite, douleurs assez vives à la pression.

A gauche, l'ophthalmoscope révèle une papille dont les bords sont un peu relevés, d'où excavation, hyperémie vasculaire, rétinite. O. G. $S = \dfrac{1}{6}$.

Le 13 juillet 1874. *Enucléation* de l'œil primitivement blessé.

Suites opératoires. — *Simples.*

Résultat immédiat. — Amélioration ; l'acuité remonte peu à peu.

Résultat éloigné. — Juillet 1877. Trois ans après l'énucléation, lettre du malade déclarant qu'il a beaucoup gagné par l'opération, qu'il peut lire, que son œil gauche est entièrement guéri. Encore quelques douleurs de temps en temps.

OBSERVATION XL (inédite).

Phthisie douloureuse d'un œil, choroïdite atrophique consécutive de l'autre, énucléation du premier, amélioration légère du second.

Jean-Baptiste R..., 23 ans, jardinier. Service de M. le prof. Gayet. L'œil droit a toujours été atrophié ; de temps en temps il devenait le siége de douleurs assez vives. Il y a trois ans, un médecin avait proposé l'énucléation du moignon douloureux ; le malade refusa, l'autre œil était encore indemne. Les douleurs ont continué à paraître par accès dans le globe atrophié, mais ce qu'il y a de plus grave, c'est que depuis deux mois l'œil sain jusque-là a commencé à se prendre. Avant cette époque, il avait toujours eu une acuité parfaite, mais depuis, il est devenu le siége de douleurs variables, semblables à celles du côté droit, douleurs péri-orbitaires tantôt la nuit, tantôt le jour. Un mois après ces symptômes, l'acuité diminuait graduellement, les objets parurent entourés de brouillards, aujourd'hui $S = \dfrac{4}{40}$. La pupille est dilatable et aucune lésion n'est apparente à l'œil nu. A l'ophthalmoscope on trouve une choroïdite atrophique au premier degré, caractérisée par un apparence fortement tigrée, une teinte un peu louche de la rétine ; les vaisseaux paraissent un peu congestionnés.

Le 16 décembre 1876. *Enucléation* du moignon droit, pièce n° 244.

Suites opératoires. — Simples.

Résultat immédiat. — Disparition progressive des douleurs. Un mois après, sortie avec une amélioration notable de l'acuité.

Résultat éloigné. — Inconnu.

OBSERVATION XLI (inédite).

Ancien traumatisme et atrophie d'un œil, scléro-choroïdite postérieure de l'autre, énucléation du premier sans influence sur le second.

Augustin M..., 27 ans, boulanger d'Allassac, salle Saint-Joseph, n° 18. Il y a 14 ans, ce malade a reçu un coup de poing sur le côté du nez à la suite duquel l'œil gauche s'enflamma, perdit bientôt toute vision et marcha à l'atrophie sans que son congénère éprouvât le moindre trouble pendant ce temps. Depuis quelque temps, l'acuité a diminué dans l'œil droit et ce dernier est déjà atteint d'un certain degré de scléro-choroïdite postérieure, $S = \dfrac{1}{18}$.

Le 10 février 1874. *Enucléation* de l'œil gauche atrophié, pièce n° 99. C'est surtout dans les deux tiers postérieurs que portent les lésions ; la choroïde est énormément épaissie, la rétine et le corps ciliaire profondément altérés.

Suites opératoires. — Simples.

Résultat immédiat. — Durant les quelques jours que le malade passe à l'hôpital, on ne reconnaît pas une notable amélioration de l'acuité visuelle, il a toujours de la peine à se conduire.

Résultat tardif. — Inconnu.

OBSERVATION XLII (inédite).

Hydrophthalmie successive des deux yeux, énucléation tardive du premier alorsque le second est déjà pris, amélioration temporaire, cécité définitive.

Joséphine D..., 16 ans, dévideuse, de Lyon, Hôtel-Dieu, 7 mai 1874, service de M. Gayet. Il y a trois ans, perte progressive de la vision de l'œil gauche, augmentation lente du volume du globe. Depuis plus d'un mois, il est le siége de douleurs péri-orbitaires assez fortes ; chambre antérieure augmentée, pupille dilatée, irrégulière, humeur vitrée trouble, vision nulle. Depuis l'apparition de ces douleurs, l'œil droit s'est pris à son tour ; augmentation de volume et de sûreté du globe. Distension de la chambre antérieure, pupille normale, acuité, lit le n° XL de Snellen à quelques centimètres.

Le 8 mai 1874. *Enucléation* de l'œil gauche, pièce path. n° 111.

Suites opératoires. — Simples.

Résultat immédiat. — Amélioration.

Résultat éloigné. — Mai 1877. Trois ans après l'énucléation, l'amélioration ne s'est pas maintenue ; l'œil qui lui reste lui procure de si grands maux de tête qu'elle songe à en venir à une deuxième opération pour mettre un terme à ses souffrances.

GROUPE IV.

Forme irritative de l'ophthalmie sympathique, « sans lésions matérielles apparentes, asthénopie, amblyopie, larmoiement, photophobie, névralgies ciliaires. »

OBSERVATION XLIII (inédite).

Moignon douloureux, irritation sympathique de l'autre œil, énucléation. Guérison.

Marie S..., 14 ans, née à Aveyze ; salle Sainte-Marthe, n° 21.

A l'âge de 4 ans, œil perdu à la suite d'une affection non traumatique, atrophie de l'organe. Pendant dix ans, calme absolu de ce globe; au bout de cette période, il est redevenu douloureux et sensible à la pression. Deux mois après cette récidive douloureuse, l'œil droit, indemne jusque-là, se prenait à son tour, ses douleurs et ses troubles fonctionnels paraissaient en rapport avec les exacerbations de son congénère, nous ne pourrions dire s'il existait encore des lésions matérielles, mais, quoi qu'il en soit, l'acuité visuelle avait baissé au point que la malade ne pouvait que se conduire sans se livrer à aucun travail.

En septembre 1870. *Enucléation* du moignon douloureux un mois après l'apparition des phénomènes sympathiques. ·

Suites opératoires. — *Simples.*

Résultat immédiat. — Disparition des douleurs, amélioration rapide de la vue.

Résultat éloigné. — 30 juin 1877. Plus de six ans et demi après l'énucléation. La guérison s'est maintenue complète. La malade dit y voir autant avec l'œil qui lui reste que si elle avait ses deux yeux, elle exécute les travaux les plus fins sans difficulté.

Observation XLIV (inédite).

Atrophie douloureuse d'un œil, irritation sympathique intense de l'autre énucléation. Guérison.

Marie B..., 13 ans, de Lyon. Hôtel-Dieu, salle Saint-Paul, n° 69, entrée le 16 mars 1873, service de M. Gayet. Cette enfant a perdu l'œil droit à l'âge de trois ans depuis quelque temps, le moignon est devenu le siége de douleurs spontanées et de sensibilité à la pression. Un mois et demi après le début de cette recrudescence, il y a trois semaines, l'œil gauche indemne jusque-là s'est pris à son tour. Cet œil voit les objets à travers un brouillard, peu de photophobie et de larmoiement, mais douleurs périorbitaires et sensibilité à la pression. L'ophthalmoscope montre une papille un peu plus rouge qu'à l'ordinaire, les vaisseaux rétiniens un peu plus dilatés, mais ces signes ne suffisent pas pour démontrer une lésion de la rétine. L'acuité a considérablement baissé, $S = \dfrac{3}{20}$.

Le 19 mars 1873. *Enucléation* du moignon droit, pièce path. n° 43 de la collection de M. Gayet.

Suites opératoires. — Simples.

Résultat immédiat. — La petite malade assure que depuis deux jours qu'elle est seulement opérée, la vision est beaucoup moins trouble qu'elle ne l'était auparavant. Quinze jours après plus de douleurs, sortie. $S = \dfrac{14}{20}$, Pendant quelque temps encore, les travaux fins de couture restèrent un peu pénibles.

Résultat éloigné. — Juin 1877. Quatre ans et trois mois après l'énucléation, guérison complète, cette jeune fille peut écrire et travailler sur le métier à tisser la soie ; elle n'a plus souffert de son œil. Lorsque la coque oculaire artificielle a plus d'un an de service et qu'elle est usée, elle détermine de temps en temps quelques troubles insignifiants qui s'évanouissent dès que cette coque est remplacée par une nouvelle.

Observation XLV (inédite).

Atrophie spontanée douloureuse, irritation sympathique, énucléation. Guérison.

Claudine L..., 35 ans, ménagère, salle Sainte-Catherine, n° 31. OEil gauche perdu depuis longtemps sans cause traumatique ; ce globe était douloureux par intervalle, mais sans photopsies. Depuis plusieurs mois, larmoiement et photophobie de l'œil droit.

Le 13 novembre 1873. *Enucléation* du moignon gauche.

Suites opératoires. — Simples.

Résultat immédiat. — Guérison.

Résultat éloigné. — 31 mars 1877. Trois ans et demi après l'énucléation, persistance de la guérison.

OBSERVATION XLVI (inédite).

Phthisie douloureuse d'un œil, irritation sympathique sur l'autre, énucléation. Guérison.

Claude G..., 53 ans, cultivateur de Grézieux (salle St-Sacerdos, n° 17, 12 décembre 1876, service de M. le professeur Gayet). A la suite d'une forte fièvre, la vue du côté gauche avait été abolie totalement et sans douleur. Il y a quatre mois ce globe aveugle, atrophié, fut frappé par un grain de blé. Il acquit dès lors une grande sensibilité à la pression : on ne pouvait le toucher sans qu'il fît éprouver une vive douleur au malade. L'œil droit jusqu'alors indemne fut atteint sympathiquement quelques semaines après ; troubles fonctionnels irritatifs, douleur, photophobie, abaissement de l'acuité, $S = \dfrac{5}{15}$. Intégrité organique, le 14 décembre 1876. *Enucléation* du moignon douloureux, pièce n° 243.

Suites opératoires. — Simples.

Résultat immédiat. — Guérison progressive.

Résultat éloigné. Huit mois et demi après l'énucléation, lettre du malade : « J'ai parfaitement repris la vue depuis l'opération, je suis bien guéri, et je n'ai souffert aucune douleur depuis l'opération. »

OBSERVATION XLVII (inédite).

Phthisie douloureuse d'un œil, irritation sympathique de l'autre. Enucléation, amélioration rapide.

Louis D..., 28 ans, domestique de Montbard, salle St-Joseph, n° 7. L'œil droit est atteint de cécité congénitale. Il n'avait jamais été douloureux jusque il y a six mois ; à cette époque il devint rouge et larmoyant. Depuis quelques semaines, signes d'ophthalmie sympathique irritative à l'œil gauche. O. G. $S = \dfrac{1}{8}$.

Le 11 décembre 1873. — *Enucléation* du moignon.

Suites opératoires. — Simples.

Résultat immédiat. — Amélioration rapide, disparition de la photophobie et du larmoiement, sorti en bon état.

Résultat éloigné. — Inconnu, le malade n'a pu être retrouvé.

Observation XLVIII (inédite).

Moignon douloureux, irritation sympathique. Enucléation. Guérison.

François B..., 23 ans, tailleur de pierre. Atrophie douloureuse de l'œil droit datant de treize ans. Irritation sympathique sur l'œil gauche ; depuis huit jours, diminution notable de l'acuité visuelle, sensibilité de la région ciliaire, photophobie et larmoiement. Enucléation du premier, pièce n° 260, *suites opératoires simples,* guérison du second.

Observation XLIX (inédite).

Moignon douloureux, irritation sympathique. Enucléation. Guérison.

J.-B. Larre, 60 ans, scieur de long, hôpital de la Croix-Rousse, salle St-Eucher, service de M. D. Mollière.

Moignon datant de quarante ans, devenu douloureux depuis quelque temps, apparition de phénomènes sympathiques du côté opposé. *Enucléation* du bulbe phthisié. *Suites opératoires simples.* *Résultat:* guérison rapide des troubles sympathiques du second.

Observation L (inédite).

Atrophie douloureuse d'un œil, irritation sympathique de l'autre. Enucléation. Guérison.

Théophile B..., 18 ans, domestique, salle St-Joseph, n° 4, service de M. Létiévant. Œil droit perdu depuis longtemps, devenant douloureux par intervalles. Ophthalmie sympathique irritative de l'œil gauche.

Enucléation du moignon le 27 avril 1877. Œil de verre.

Suites opératoires simples.

Résultat immédiat: amélioration rapide.

OBSERVATION LI (inédite).

Phthisie spontanée d'un œil, irritation symphathique de l'autre, énucléation tardive, arrêt de la maladie du second sans retour complet.

Louis A..., 55 ans, de Nyons, salle Saint-Sacerdos, service de M. Gayet.

A l'âge de 30 ans, ophthalmie dans l'œil droit qui au bout de quelques mois amena la perte de toute vision et conduisit le globe à l'atrophie. Le moignon après être resté très-longtemps indolore est devenu sensible et douloureux depuis un an. Depuis quatre ou cinq mois, l'autre œil a été pris d'ophthalmie sympathique irritative. Les symptômes depuis ce moment ont une certaine persistance et une certaine intensité, quoique l'intégrité organique du globe paraisse encore exister : O. G. $S = \dfrac{9}{20}$.

Le 18 juillet 1876. *Enucléation* du moignon droit; pièce n° 219 *Suites opératoires.* — Simples.

Résultat immédiat : amélioration. $S = \dfrac{13}{20}$.

Résultat éloigné : Juillet 1877. La guérison ne s'est pas prononcée d'une façon définitive, l'état est stationnaire, le malade n'a ni gagné ni perdu depuis l'énucléation.

Encore existe-t-il quelques douleurs.

OBSERVATION LII (inédite).

Moignon douloureux, névralgie sympathique. Enucléation, Guérison.

Marie Blanc, 54 ans, ménagère, salle Saint-Paul, service de M. le Dr Mollière. Moignon ancien et douloureux de l'œil gauche, douleurs dans l'œil droit, le 27 septembre *énucléation* du premier, *suites opératoires simples.*

Résultat, guérison rapide du second.

OBSERVATION LIII (inédite).

Lésion sympathique et atrophie consécutive d'un œil, irritation sympathique de l'autre. Enucléation. Guérison.

Antoine G..., 34 ans, machiniste, né à Prads, service de M. Gayet, hôtel-Dieu de Lyon, décembre 1872. — Il y a cinq ans, éclat de fonte sur l'œil gauche ; deux 'jours après, abolition définitive de la vision ; les douleurs cessèrent bientôt et pendant quatre ans et demi calme absolu.

Depuis deux ou trois mois cet œil est devenu douloureux spontanément et sensible à la pression. Ce qui amène le malade, ce sont les troubles fonctionnels qui ont éclaté sur l'œil droit depuis six semaines.

O. D. Douleurs spontanées et à la pression, douleurs exagérées par les efforts accommodatifs ; photophobie, larmoiement, acuité visuelle peu diminuée, mais dans les moments de fatigue et de douleur descendant à $\frac{1}{2}$, intégrité organique du globe.

O. G. Globe très-atrophié, moignon douloureux spontanément et à la pression, vision nulle.

Enucléation de l'O. G., 23 décembre 1872. (Éthérisation). Pr. Bonnet. Pièce n° 32 de la collection ophthalmologique de M. Gayet.

Suites opératoires simples. Pose d'un œil artificiel le sixième jour.

Résultat immédiat : cessation des douleurs dans les deux yeux dès le second jour, et au bout de quatre jours, disparition des symptômes d'irritation de l'O. D. S = 1. Sorti le dixième jour sans douleur, ni photophobie, ni larmoiement.

Résultat tardif, quatre ans et demi après l'énucléation. La guérison complète ne s'est pas encore démentie. Aucune souffrance dans l'œil opéré, pas d'épiphora.

OBSERVATION LIV (inédite).

Traumatisme et atrophie d'un œil, irritation sympathique sur l'autre.
Enucléation. Guérison.

Louis, N..., 31 ans, domestique, né à Brière (Suisse), Hôtel-Dieu, 4 décembre 1871, salle St-Joseph, n° 10. Il y a dix mois, le 19 janvier, à la bataille de Buzenval, l'œil droit fut atteint par un éclat de bois provenant d'un caisson brisé par un éclat d'obus. A partir de l'accident, abolition complète de la vue, violentes douleurs périorbitaires et crâniennes. Le malade fut soigné à l'ambulance de la Charité à Paris, où le corps étranger fut extrait.

Le globe, presque plus douloureux, entra dans la période d'atrophie.

Sans douleur nouvelle, ni sensibilité du bulbe atrophié, l'œil gauche se prenait, neuf mois après, d'ophthalmie sympathique irritative : depuis un mois qu'ils ont pris naissance, ces phénomènes ne font que se confirmer : douleur, photophobie, larmoiement, sensibilité à la pression, diminution de l'acuité visuelle. On ne découvre pas encore de lésion matérielle.

Le 11 décembre 1871, *énucléation* de l'œil primitivement blessé. Pièce path. n° 5. Phthisie oculaire avec décollement de la rétine, épaississement de la sclérotique, destruction de la chambre antérieure et altérations du corps ciliaire qui le rendent méconnaissable.

Suites opératoires. — Simples.

Résultat immédiat — Guérison.

Résultat éloigné. Cinq ans et demi après l'énucléation, persistance de la guérison.

Observation LV (inédite).

Plaie perforante et atrophie d'un œil, irritation sympathique, énucléation, guérison.

Adrien B..., 20 ans, forgeron de St-Pierre-le-Bœuf. Il y a 2 ans, il reçut dans l'œil gauche un coup de rivet ; la vue fut aussitôt perdue pour jamais, les phénomènes inflammatoires suivirent leur cours. Depuis quelques semaines, des phénomènes fonctionnels sympathiques ont éclaté sur l'autre œil ; ils sont variables suivant la vivacité des douleurs du congénère : abaissement progressif de l'acuité visuelle. O. D. S $= \dfrac{11}{20}$.

Le 23 mai 1875, *énucléation* de l'œil gauche, éthérisation, pièce n° 161, adhérences iriennes, bulbe atrophié.

Suites opératoires. — Simples.

Résultat immédiat. — Amélioration.

Résultat éloigné. — Deux ans après l'énucléation, guérison.

Observation LVI (inédite).

Lésion traumatique et atrophie d'un œil, irritation sympathique sur l'autre, énucléation, guérison.

Sébastien F..., 59 ans, mineur de St-Maurice (Loire), entré à l'Hôtel-Dieu, salle St-Sacerdos, service de M. Gayet. Il y a huit mois, ce malade reçut un coup de pierre dans l'œil droit : abolition immédiate et définitive de la vision, atrophie consécutive de l'organe ; cet œil n'a guère laissé au malade qu'un mois de répit ; il est encore spontanément douloureux et sensible à la pression. Six semaines après l'accident, l'autre œil, le gauche, avait présenté des symptômes d'irritation sympathique, légers tout d'abord. Mais, actuellement, il y a larmoiement, photophobie, douleurs spontanées et à la pression, force accommodative réduite à $\frac{1}{2}$. L'intégrité organique du globe ne paraît pas atteinte, mais la vue a considérablement baissé. O. G. S $= \frac{1}{8}$.

Le 24 mai 1875. *Enucléation* de O D. (Ethérisation), Pr. Bonnet. Pièce n° 160 de la collec.

Suites opératoires. — Simples.

Résultat immédiat. — Sorti vingt jours après ; les douleurs ont à peu près disparu, O. G. S $= \frac{1}{3}$.

Résultat éloigné, 20 mai 1877. — Deux ans après l'énucléation, guérison, plus de douleurs, y voit pour lire.

Observation LVII (inédite).

Phtisie douloureuse traumatique d'un œil, irritation sympathique,
énucléation, amélioration rapide.

Augustin G..., 40 ans, cultivateur, Hôtel-Dieu. Il y a dix ans, coup de boule de neige sur l'œil gauche, diminution progressive de la vision ; six ans après elle était entièrement abolie ; atrophie de l'organe. Quatre ans après l'accident, l'œil droit commençait à se prendre, l'énucléation est proposée au malade qui la refuse. Mais la vue continuant à baisser d'une façon progressive, il vient la réclamer trois mois après. La pupille de l'œil droit est encore sensible à l'atropine et à la lumière.

Le 27 mars 1877. *Enucléation* du bulbe phthisié, pièce n° 263.

Suites opératoires. — Simples.

Résultat. — Amélioration rapide.

Observation LVIII (inédite).

**Phthisie traumatique (indolore) d'un œil, irritation sympathique
sur l'autre, énucléation, guérison.**

Alexis D..., 20 ans, cultivateur, salle St-Sacerdos, n° 7, entré
le 24 mars 1876, service de M. Gayet. Il y a douze ans, coup de
ciseau dans l'œil gauche, pas de douleur de ce côté.

Depuis quinze jours, douleurs péri-orbitraires du côté de l'œil
droit. $S = \dfrac{13}{20}$.

Le 1ᵉʳ avril 1876. *Enucléation* du bulbe atrophié, pièce n° 203.

Suites opératoires. — *Simples.*

Résultat immédiat. — Guérison.

Résultat éloigné. — Juin 1877, quatorze mois après l'énucléation,
persistance de la guérison. — Y voit pour lire.

Observation LIX (inédite).

**Atrophie traumatique d'un œil, irritation sympathique de l'autre,
énucléation, guérison.**

Joseph D..., 37 ans, pudleur, de Permissy. Il y a quatre mois,
éclat d'acier dans l'œil droit, abolition de la vision, atrophie consécutive. La vue de l'œil gauche diminue depuis quelques semaines.

Enucléation du moignon douloureux.

Suites opératoires. — Simples.

Résultat immédiat. — Guérison rapide.

Résultat éloigné. — Inconnu.

Observation LX (inédite).

Phthisie d'un œil, irritation sympathique. Enucléation. Guérison.

Charles B..., 50 ans, tisseur, de Lyon (Salle St-Sacerdos, n° 16,
16 avril 1876, service de M. Gayet). A l'âge de 13 ans, le malade
reçut un coup de pierre sur l'œil droit, la vue baissa peu à peu,
mais ne s'abolit entièrement qu'à la suite d'une fièvre typhoïde il y
a 20 ans. De temps en temps, douleur du côté de l'œil aveugle. Il
y a cinq à six mois, il commença à souffrir de l'autre œil, resté

bon jusque-là, puis, survint du larmoiement ; intégrité organique

$$S = \frac{5}{40}.$$

Le 18 mars 1876. *Enucléation* de l'œil gauche phthisié ; pièce path. n° 200.

Suites opératoires. — Tuméfaction considérable de la conjonctive, qui empêcha la pose immédiate d'un œil artificiel.

Résultat immédiat. — L'acuité remonte peu à peu.

Résultat éloigné, juin 77. — Quatorze mois après l'énucléation, y voit pour lire, ne souffre pas du tout.

OBSERVATION LXI (inédite).

Paille de fer dans un œil, irritation sympatique sur l'autre, après une iridectomie infructueuse du premier. Enucléation. Guérison du second.

Philibert B..., 28 ans, menuisier, de Serrières. Il y a deux mois, il reçut une paille de fer dans l'œil gauche ; depuis, abolition de la vision, cicatrice cornéenne, indiquant le passage probable du corps étranger, globe douleureux ; synéchie irienne contre la cornée. Depuis quelques jours, l'œil droit est devenu douloureux et supporte difficilement la lumière.

Le 15 janvier 1872, iridectomie libératrice de l'œil primitivement atteint, soulagement. Les synéchies iriennes se reproduisent. Sortie. Il revient un mois après ; l'ophthalmie sympathique a fait des progrès, la photophobie, le larmoiement ont augmenté, l'acuité visuelle continue à baisser.

Le 19 mars 1872. *Enucléation* de l'œil gauche aveugle.

Suites opératoires. — *Simples.*

Résultat immédiat. — Amélioration rapide.

Résultat éloigné. — Cinq ans après, persistance de la guérison.

OBSERVATION LXII (inédite).

Corps étrangers et atrophie d'un œil, irritation sympathique profonde de l'autre , énucléation tardive, amélioration.

Claude C..., 52 ans, tourneur sur métaux. Salle Saint-Sacerdos. Il y a vingt ans, éclat d'acier dans l'œil gauche, fonte de l'œil et phthisie. Après de longues années de repos, le bulbe est redevenu douloureux ; actuellement, les douleurs existent ; il est sensible à la pression.

L'œil gauche est pris de troubles de la vision depuis sept mois, cet œil ne lit à peine que le n° 18 de Giraud-Teulon, à trois mètres.

Le 11 avril 1877. *Enucléation* du moignon, pièce path., n° 264.

Suites opératoires. — Simples.

Résultat immédiat. — Lit le n° 18, de Giraud-Teulon, à six mètres.

OBSERVATION LXIII (inédite).

Ancienne plaie et irido-cyclite consécutive d'un œil, irritation
sympathique de l'autre, énucléation, guérison.

Anne P..., 23 ans, moulinière, de Pignerolle, salle Ste-Marthe, n° 4, mai 1873. Il y a dix-sept ans, coup de couteau dans le globe droit, traces cicatricielles de l'ancienne lésion, projection du bord de la pupille contre la tache cornéenne et synéchie à ce niveau. Depuis quelque temps, l'autre œil présente du blépharospasme, de la paresse irienne, photophobie, larmoiement, enfin, les principaux signes de l'ophthalmie sympathique irritative. Le 28 mars 1873, on tente une iridectomie pour dégager avec le couteau l'adhérence irienne. L'opération est difficile, et en passant au-dessous de l'a-dhérence, la contre-portion ne peut se faire aisément ; légère issue d'humeur vitrée. Pour ce qui est de la vision de cet œil, elle était perdue antérieurement ; d'autre part, insuccès de l'iridectomie pour combattre les phénomènes sympathiques de l'autre œil.

Le 2 mai 1873. *Enucléation* du globe primitivement blessé.

Suites opératoires. — Simples.

Résultat immédiat. — Amélioration rapide. — OEil artificiel.

Résultat éloigné, mai 1877. — Quatre ans après l'énucléation, guérison.

OBSERVATION LXIV (inédite).

Ancienne plaie pénétrante et récidive des douleurs sur un œil, irritation
sympathique snr l'autre, énucléation du premier, état stationnaire du
second.

Félix F..., 28 ans, propriétaire, chambre particulière, n° 2, avril 1874. A l'âge de cinq ans, l'œil droit est crevé avec un canif ; les lésions se réparèrent avec une vision imparfaite : celle-ci ne fut totalement perdue qu'à l'âge de treize ans. Pendant quinze ans, calme absolu, intégrité visuelle à gauche. Depuis quelques mois, l'œil droit est devenu le siége de douleurs lancinantes et bientôt apparaissaient sur l'autre œil les phénomènes d'une ophthalmie sympathique confirmée sous la forme irritative, avec diminution de l'acuité visuelle.

Le 16 avril 1374. *Enucléation* de l'œil droit, pièce n° 109 de la collec. Disparition de la chambre antérieure, cristallin déformé, décollement rétinien.

Suites opératoires. — Simples.

Résultat immédiat. — Amélioration.

Résultat éloigné, avril 1877. — Trois ans après l'énucléation. Souffre un peu de son œil de temps en temps. Peut lire, état stationnaire ou abaissement insensible de l'acuité.

Observation LXV (inédite).

**Plaie pénétrante d'un œil, irritation sympathique de l'autre,
énucléation, guérison.**

Charles C..., 30 ans, ajusteur, salle St-Louis, 79. Il y a quelques jours, un éclat de fer atteignit le globe gauche, la perforation eut lieu, la perte de toute vision et des douleurs intolérables s'en suivirent, chémosis hémorrhagique, iris déformé et adhérent à la plaie, cristallin, cataracté. L'œil voisin commence à se prendre sympathiquement; il est l'objet d'une photophobie intense, quoique l'intégrité organique soit encore parfaite.

Le 23 juillet 1873. *Enucléation* de l'œil gauche, pr. Bonnet, éthérisation. Pièce n° 79 de la collec. ophth. de M. Gayet.

Suites opératoires. — Simples. Œil artificiel.

Résultat immédiat. — Guérison prompte.

Résultat éloigné. — Lettre du 26 juin 1877. « Je lis excessivement bien et sans la moindre difficulté, ma vue est plus puissante même que celle de beaucoup de personnes. Je ne souffre plus depuis mon opération, j'exerce avec facilité une profession de comptable aux usines Petin et Gaudet.

« Au commencement, il n'y a que le gaz qui vous éblouit, mais au bout de quelque temps, on ne s'en aperçoit plus, l'œil artificiel exige une extrême propreté, je suis enchanté de l'opération de M. Gayet en m'extrayant l'œil gauche, et je puis affirmer que j'y vois deux fois plus qu'auparavant. »

Observation LXVI (inédite).

**Blessure par épi de blé et fonte purulente d'un œil, irritation
sympathique sur l'autre. Enucléation. Guérison.**

Claude C..., 52 ans. journalier, Hôtel-Dieu, service de M. Mollière. Il y a quelque temps, cet homme a eu l'œil gauche blessé par un épi de blé ; développement de l'ophthalmie traumatique des moissonneurs, perte de la vision et fonte purulente de la cornée. Bientôt l'œil gauche s'affecte à son tour et l'on constate l'apparition de la forme irritative de l'ophthalmie sympathique.

Le 8 août 1876. *Enucléation* de l'œil primitivement malade.

Suites opératoires. — Simples.

Résultat. — Guérison rapide.

Résultat éloigné. — Inconnu.

Observation LXVII (inédite).

**Choroïdite séreuse traumatique d'un œil, irritation sympathique
de l'autre, énucléation du premier, guérison du second.**

Honoré P., 12 ans, né à Arlod (Ain); Hôtel-Dieu, salle Saint-Joseph, n° 1. Il y a sept mois, éclat de capsule traversant la paupière supérieure et pénétrant dans la partie postérieure du globe gauche ; injection scléroticale, photophobie, larmoiement, douleurs intenses, diminution rapide et progressive de la vision, sensibilité à la pression, tension augmentée, partie antérieure de l'œil intacte; actuellement cet œil ne distingue que le jour de la nuit. Sept semaines après l'accident, troubles sympatiques du côté droit, douleurs irrégulières spontanées et à la pression, diminution notable de l'acuité visuelle; larmoiement et photophobie.

Le 12 juillet 1874. *Enucléation* de l'œil gauche, « éthérisation » pr. Bonnet, pièce n° 117 de la collection de M. Gayet.

Suites opératoires simples.

Résultat immédiat : Guérison rapidement progressive.

Résultat tardif : 1ᵉʳ juillet 1877. Trois ans après l'énucléation plus de douleurs, la guérison fut définitive.

Observation LXVIII (inédite).

Irido-choroïdite traumatique d'un œil, irritation sympathique de l'autre énucléation, guérison.

Anne M., 58 ans, ménagère de St-Hilaire (Puy-de-Dôme); Hôtel-Dieu, 30 juillet 1873, salle Sainte-Anne, n° 9, service de M. le professeur Desgranges. Il y a trois mois, contusion violente de l'œil droit par un éclat de bois, douleurs vives, développement d'un iridochoroïdite, perte totale de la vision dans cet œil. Huit semaines après, l'œil gauche se prenait à son tour. Douleurs spontanées et sensibilité à la pression, photophobie, larmoiement, acuité visuelle réduite d'un tiers. Pas de signe de lésion matérielle.

Le 30 juin 1873. *Enucléation* de l'œil primitivement malade.

Suites opératoires, légère hémorrhagie.

Résultat immédiat : Guérison progressive.

Résultat éloigné : Juin 1877. Quatre ans après l'énucléation, la guérison s'est maintenue, vision très-bonne, cette femme se félicite de son opération. Plus de douleurs, un peu d'épiphora du côté énucléé.

Observation LXIX (inédite).

Panophthalmite traumatique, staphylômateuse, irritation sympathique profonde, énucléation, amélioration.

Pierre G., 68 ans, cultivateur, de Collonges. Il reçut, il y a trois mois, un coup de poing sur l'œil gauche, abolition de la vision, panophthalmite, propulsion staphylômateuse de la cornée, depuis quinze jours, exacerbation considérable, des douleurs. Déjà l'œil gauche est pris d'ophthalmie sympathique, forme irritative profonde OD $S = \dfrac{5}{15}$.

14 juin 1876. *Enucléation* de l'œil gauche, s = o. Il est douloureux. Pièce path. n° 213.

Suites opératoires simples.

Résultat immédiat : Disparition des douleurs, amélioration rapide.

Résultat éloigné : 20 juin 1877. La vision n'est pas entièrement revenue, mais l'état est stationnaire et le malade y voit pour exécuter tous ses travaux. C'est un alcoolique; ses excès paraissent avoir quelque influence sur les variations de son acuité visuelle.

Observation LXX (inédite).

Blessure d'un œil, iridectomie, insuccès, irritation sympathique
de l'autre, énucléation du premier, guérison du second.

Pierre X., 71 ans, salle Saint-Roch, hôtel-Dieu de St-Etienne. Il y a quelques semaines, paille d'acier fixée dans l'œil droit à la partie inféro-externe de la cornée, kératite consécutive et leucome persistant. Iridectomie, épanchement sanguin qui subit la transformation purulente; le 11ᵐᵉ jour, pendant que la fonte de l'œil droit s'opérait lentement, l'œil gauche est pris de larmoiement, de photophobie, d'injection conjonctivale, mais sans trace encore d'iritis. *Enucléation* immédiate.

Suites opératoires : Hémorrhagie assez grave et difficile à arrêter.

Résultat immédiat : Guérison instantanée.

Observation LXXI (inédite).

Cataracte traumatique, extraction, insuccès, irritation nerveuse
sympathique sur l'autre œil, énucléation du premier, guérison du second.

Martin D., 31 ans, mineur, salle Saint-Sacerdos, service de M. le professeur Gayet. Il y a un an, blessure de l'œil gauche par une paillette de fer, cataracte consécutive. Le 20 oct. 1876, extraction de la cataracte, discision équatoriale, embrochement de l'iris, cataracte molle.

Le malade peut compter les doigts. Bientôt toute vision disparaît, le globe est le siége de douleurs intenses et marche à l'atrophie. Un mois plus tard, pour en être débarrassé, le malade réclame lui-même l'énucléation : on la lui accorde avec d'autant plus d'empressement, que déjà l'autre œil commence à s'affecter sympathiquement, la vision étant déjà descendue à $\frac{2}{7}$.

Le 3 janvier 1877. *Enucléation* de l'œil gauche. Pièce n° 248 de la coll. ophth.

Suites opératoires simples.

Résultat immédiat : Disparition des douleurs et amélioration de l'acuité de l'autre œil.

Résultat éloigné : 30 juin 1877. Lettre : « La vue de l'œil qui me reste n'a pas baissé; elle a plutôt gagné depuis l'opération. Je lis bien facilement à 0,25 centimètres de distance, mais cela devient plus difficile à une distance plus grande. Il semble que les changements de temps exercent quelque influence sur mon œil et y déterminent quelques douleurs légères. »

OBSERVATION LXXII (inédite).

Cataracte traumatique, abaissement, insuccès et cyclite tardive sur un œil, irritation sympathique sur l'autre, énucléation, guerison.

Jean G., 31 ans, fabricant de broderies, de Roanne, salle Saint-Louis, n° 80. A l'âge de 4 ans, ce malade reçut un coup sur son œil gauche, à la suite duquel se produisit une cataracte ; 5 ans plus tard, opération par abaissement, mais sans succès, car la vision n'a jamais existé depuis. Il y a neuf mois, ce même œil gauche fut pris de photophobie, devint rouge et douloureux; quelque temps après, l'œil droit s'affectait à son tour, présentant les principaux signes de la forme irritative de l'ophthalmie sympathique.

Le 10 janv. 1874. *Enucléation* de l'œil gauche. Ethérisation, pièce n° 89 de la collection de M. Gayet. Adhérences de l'iris à la cornée, exsudat dans le corps ciliaire, décollement rétinien.

Suites opératoires simples.

Résultat immédiat : Guérison.

Résultat éloigné : 3 ans après l'énucléation, persistance de la guérison.

OBSERVATION LXXIII (inédite).

Irido-cyclite, iritis sympathique. Enucléation. Guérison.

Anne G., 49 ans, journalière. Hôtel-Dieu, service de M. le docteur Mollière. Irido-cyclite ancienne, avec staphylône de la cornée et cicatrices cornéennes sur un œil; phénomènes d'ophthalmie sympathique irritative sur l'autre.

Enucléation du premier le 18 août.

Suites opératoires simples.

Résultat : Guérison rapide de l'autre œil.

Observation LXXIV (inédite).

Ancienne irido-cyclite sur un œil, irritation sympathique sur l'autre,
énucléation, guérison.

Jean L., 76 ans, cultivateur, de Saint-Igny, salle Saint-Louis,
n° 77, service de M. Gayet. Abolition de la vue à gauche, il y a
20 ans, actuellement ce globe est rouge, jaunâtre, vascularisé,
avec une cornée panneuse, un iris bosselé, atrophié et une atrésie
pupillaire. Depuis quelques semaines l'œil droit présente les signes
de l'ophthalmie sympathique, forme irritative. Le malade ne peut
gagner sa vie, la vue a baissé au point qu'il ne peut que se conduire, et souvent éprouve-t-il de la peine.

Le 22 juillet 1873. *Enucléation* de l'œil gauche, « éthérisation, »
pr. Bonnet.

Suites opératoires simples.

Résultat immédiat : Amélioration prompte, surtout au point de
vue des douleurs.

Résultat éloigné : 25 juillet 1876. Trois ans après l'énucléation,
guérison, toute douleur a disparu, l'acuité visuelle est remontée et
le malade peut se livrer à toute espèce de travail.

Observation LXXV (inédite).

Irido-cyclite spontanée d'un œil, irritation sympathique de l'autre,
énucléation, guérison.

Marie D., 14 ans, de Lyon, Hôtel-Dieu, salle Sainte-Marthe,
n° 3, entrée le 23 oct. 1873. Il y a 8 mois, à la suite d'une fièvre
éruptive, poussée inflammatoire dans l'œil et au bout de trois jours
perte de la vision ; cet œil resta douloureux et surtout sensible à
la pression; depuis quelque temps l'œil gauche s'est affecté à son
tour et ses troubles paraissent en rapport avec les exacerbations
de son congénère ; larmoiement et photophobie intenses, sensibilité spontanée et à la pression, acuité visuelle légèrement diminuée.

Le 25 oct. 1873. *Enucléation* de l'œil droit. Pièce n° 74 de la
collection. Autopsie, lésions de l'irido-cyclite à la 2ᵉ période, pas
d'infiltration de la choroïde.

Suites opératoires simples.

Résultat immédiat : Guérison.

Résultat tardif : Mai 1877. Plus de 3 ans et demi après l'énucléation, lettre de la malade : « L'opération a été pour moi un immense service, la vue de mon œil gauche est restée intacte, j'y vois pour lire et pour écrire, je n'ai plus ressenti de nouvelles douleurs, la guérison est définitive.»

OBSERVATION LXXVI (inédite).

rido-capsulo-cyclite traumatique sur un œil, irritation sympathique de l'autre. Enucléation. Guérison.

Jean S..., 62 ans, cultivateur de Seysin (Isère), « Hôtel-Dieu, janv. 1872, salle St-Louis, nᵒ 79, service de M. Gayet. » Il y a quatre ans et demi, en travaillant la vigne, cet homme fut violemment frappé à l'œil droit par la projection d'un grain de terre. Inflammation vive, douleurs intenses qui se calmaient quelques semaines après, tandis que l'acuité visuelle était réduite à la distinction du jour et de la nuit. L'œil resta indolore pendant quatre ans ; depuis six mois les douleurs ont reparu et même avec une grande intensité, injection périkératique et sensibilité excessive de la région ciliaire, vision nulle.

Il y a quatre mois et demi, l'œil gauche, indemne jusque-là, s'affecta à son tour; il devint douloureux, larmoyant, photophobe, sensible à la pression; il y a intégrité organique de l'organe, prompte fatigue et difficulté à la lecture; cet œil voit quelquefois les objets entourés de brouillards. $S = \dfrac{10}{15}$.

Le 31 janv. 1872. *Enucléation* de l'œil droit (éthérisation, procédé Bonnet), pièce nᵒ 19. — Destruction de la chambre antérieure, adhérences pupillaires à la cornée et cataracte, la partie supérieure du globe paraît saine.

Suites opératoires. — Légère hémorrhagie pendant la nuit.

Résultat immédiat. — Guérison prompte.

Résultat éloigné, 14 mai 1877. — Cinq ans et demi après l'énucléation, il n'y a pas eu de douleurs, acuité visuelle normale.

OBSERVATION LXXVII (inédite).

Irido-capsulite double, double iridectomie, développement d'une irido-
cyclite sur un œil, influence irritative sur l'autre, énucléation du
premier, amélioration du second.

Jean G..., 39 ans, tisseur, de Lyon. Ce malade est affecté d'une
iridocyclite chronique double ; celle de l'œil gauche est primitive.
Il y a un mois, double iridectomie. Soit que ce dernier fût plus
malade, soit que les adhérences fussent plus fortes, les suites ont
été différentes pour les deux yeux. L'œil droit a guéri régulière-
ment, tandis que l'œil gauche est devenu le siége d'une inflammation tenace, dont les exacerbations douloureuses répétées ne sont
pas sans exercer une influence des plus fâcheuses sur l'état du
voisin.

Ce dernier, en effet, est pris depuis quelques jours de photophobie, de larmoiement et d'injection conjectivale.

Le 1er janvier 1874. *Enucléation* de l'œil gauche primitivement
malade, actuellement aveugle, douloureux.

Suites opératoires. — Simples.

Résultat immédiat. — Disparition du larmoiement et de la photophobie.

Résultat éloigné. — Quinze mois après, une maladie accidentelle emportait le malade ; non-seulement son acuité visuelle était
restée stationnaire, mais même elle avait progressé depuis l'énucléation.

OBSERVATION LXXVIII (inédite),

Irido-capsulite d'un œil, irritation sympathique de l'autre. Enucléation,
guérison.

Claudine B..., 50 ans, sans profession. Irido-capsulite, hydrophthalmie légère, douleurs vives, ophthalmie sympathique irritative de l'autre œil.

Le 20 août 1873. *Enucléation* de l'œil primitivement affecté,
aveugle.

Suites opératoires. — Simples.

Résultat immédiat. — Guérison.

Résultat éloigné. — 30 juin 1877, persistance de la guérison.

Observation LXXIX (inédite).

Irido-cyclite d'un œil, irritation sympathique sur l'autre, énucléation. Guérison.

. Henri R..., 8 ans, de St-Dié (Vosges), « octobre 1873, Hôtel-Dieu, salle St-Louis, n° 25. » Il y a cinq mois, cet enfant fut pris d'une affection de l'œil gauche qui, d'abord, parut peu grave, mais qui ne tarda pas à entraîner la perte de la vision. En même temps, elle laissait persister dans l'œil malade un état sub-inflammatoire qui se traduit encore par des douleurs sourdes et de la sensibilité à la pression. Ce qu'il y a de plus grave, c'est que l'autre œil s'est pris depuis quelques semaines, le larmoiement et la photophobie sont intenses. Bien que les douleurs de ce côté ne soient pas vives et que la vision ne paraisse pas profondément atteinte, l'œil droit n'en est pas moins le siége d'une irritation spasmodique évidente, En présence de cet état, on se décide à enlever l'autre œil, organe désormais inutile, disgracieux, et dont le danger, relativement à son voisin, est manifestement démontré.

Le 25 octobre 1873. *Enucléation* de l'œil gauche, « éthérisation » pr. Bonnet, pièce path. n° 75. Iris perdu au milieu de fausses membranes qui le rattachent à la cristalloïde antérieure, pas de synéchies cornéennes, corps ciliaire en partie détruit.

Suites opératoires. — *Suppuration* abondante du moignon pour ne permettre qu'une pose tardive d'un œil artificiel.

Résultat immédiat. — Disparition progressive des phénomènes irritatifs du second œil.

Résultat éloigné, 21 mai 1877. — Quatre ans et demi après l'énucléation, vue parfaite, quelques névralgies insignifiantes, mais épiphora du côté énucléé.

Observation LXXX (inédite).

Irido-choroïdite ancienne d'un œil, irritation sympathique sur l'autre, énucléation du premier, guérison du second.

Ernest T..., 16 ans, cordonnier, de Lons-le-Saulnier, « Hôtel-Dieu, 19 mars 1874, salle St-Louis, n° 74, service de M. Gayet. » Il y a neuf ans, douleur dans l'œil droit et perte complète de la vision dans l'espace de quelques mois. Les douleurs, qui s'étaient calmées et avaient disparu pendant plusieurs années, ont reparu depuis quatre ou cinq mois avec une intensité assez grande. Actuellement, ce globe est encore douloureux et surtout sensible à la pression, sa vision est toujours nulle depuis huit ans.

Huit semaines après la réapparition des douleurs de son congénère, l'œil *gauche* est pris de troubles sympathiques; douleurs spontanées et à la pression; photophobie, larmoiement.

$$S = \frac{5}{15}.$$

Le 21 mars 1874. *Enucléation* de l'œil droit. « Ethérisation » pr. Bonnet. Pièce path., n° 105, globe dur, déformé, corne épaissie, avec adhérences iriennes multiples, cristallin petit, décollement de la choroïde.

Suites opératoires. — Simples.

Résultat immédiat. — Quinze jours après, le malade sort porteur d'un œil artificiel, les douleurs ont disparu. O. G. $S = \frac{5}{7}.$

Résultat éloigné, 28 mai 1877. — Trois ans et deux mois après l'énucléation, lettre du père : « pas de douleurs, vue excellente, mon fils est sauvé. »

OBSERVATION LXXXI (inédite).

Irido-choroïdite, iritis sympathique. Enucléation, guérison.

Rose C..., 51 ans, ménagère, « Hôtel-Dieu, service de M. D. Mollière ». Irido-choroïdite ancienne, œil staphylomateux, vision perdue depuis longtemps, nouvelle poussée douloureuse depuis un mois, apparition de l'ophthalmie sympathique *irritative* du côté opposé.

Le 30 août. *Enucléation* de l'œil primitivement malade.

Suites opératoires. — Simples.

Résultat. — Guérison rapide des troubles du second.

OBSERVATION LXXXII (inédite).

Décollement spontané et ossification de la choroïde, irritation sympathique de l'autre œil, énucléation, guérison.

Jules B..., 34 ans, employé de commerce de Lons-le-Saulnier, « service de M. Gayet, Hôtel-Dieu de Lyon ». Il y a quinze ans, sans douleurs bien vives, affaiblissement progressif de la vision de l'œil gauche ; au bout de trois ans, il ne voyait plus qu'à la partie inférieure du champ visuel, et, au bout de cinq ans, toute vision avait disparu. Quelques douleurs irrégulières, mais peu vives, ont persisté longtemps dans l'œil gauche aveugle. Depuis un an, c'est-à-dire quatorze ans après le début de l'affection primaire et sans nouvelles douleurs de l'œil gauche, affaiblissement peu marqué, mais progressif de la vision de l'œil droit ; douleurs intermittentes irrégulières de cet œil, leur apparition coïncide avec des troubles passagers de la vue. O. D. douloureux spontanément et à la pression, photophobie, larmoiement, faiblesse d'accommodation, acuité à peu près normale, mais seulement, après un repos prolongé de l'organe, tandis que la moindre fatigue la diminue considérablement et fait paraître les objets entourés de brouillards.

O. G., cataracte et atrophie de l'iris, globe mou, *insensible* spontanément et à la pression, pas de phosphènes, vision absolument nulle.

Le 22 février 1877.*Enucléation* de l'O. G., « éthérisation », pr. Bonnet ». Autopsie « n° 255 de la collection ophthalmologique de M. Gayet », décollement de la choroïde et ossification de cette membrane.

Suites opératoires. — Simples.

Résultat immédiat. — Disparition des douleurs et des troubles fonctionnels de l'O. D. S = 1.

Résultat tardif. — Cinq mois après l'énucléation, les douleurs n'ont pas reparu, la guérison ne s'est pas démentie, S = 1. La vue ne baisse pas du tout ; non-seulement le malade y voit bien pour lire, mais encore depuis deux mois, il fait sans interruption un travail fatigant pour écriture d'inventaire, sans que cet œil souffre le moins du monde. Le matin, léger épiphora de l'œil énucléé.

OBSERVATION LXXXIII inédite).

Leucome avec iritis et synéchies iriennes sur un œil, irritation sympathique de l'autre, énucléation du premier, guérison du second.

Madeleine P..., 25 ans, demeurant à Lyon, « Hôtel-Dieu, mars 1876, salle Ste-Marguerite, n° 12, service de M. Gayet ». Depuis son enfance, cette malade avait un leucome cornéen qui la privait entièrement de la vue de l'œil gauche. L'origine de ce leucome est inconnue. Cet œil gauche, qui n'avait jamais été douloureux antérieurement, l'est devenu depuis deux mois ; les douleurs furent d'une grande violence, avec irradiations péri-orbitaires, et actuellement elles persistent encore. Il y a une sensibilité considérable à la pression, l'œil est injecté, l'iris est en synéchie presque totale et la vision est absolument nulle. Six à sept semaines après le début des douleurs de son congénère, l'œil droit commença à éprouver certains troubles irritatifs. La vue baissa, des douleurs se firent sentir avec une certaine persistance et un certain rapport avec celles de l'autre œil; il y eut larmoiement, photophobie, sensibilité à la pression, diminution de la force accommodative, acuité visuelle peu diminuée lorsque l'œil vient d'être un certain temps en repos, et enfin, intégrité organique.

Le 31 mars 1876. *Enucléation* de l'œil gauche, « aveugle, primitivement affecté ». Pièce n° 201 de la collec.

Suites opératoires. — Simples.

Résultat immédiat. — Huit jours après, la malade sortait guérie, emportant un œil artificiel.

Résultat éloigné, juin 1877. — Quatorze mois après l'énucléation persistance de la guérison, pas de douleurs, vue excellente, pas de fatigue de l'œil artificiel, et au point de vue cosmétique même, rien à désirer.

Observation LXXXIV (inédite).

Staphylôme antérieur, irritation sympathique, énucléation, guérison.

Louis S..., 22 ans, domestique, de Tavaux (Jura). Il y a trois ans, perte de la vue de l'œil droit, qui resta ensuite indolore. Les douleurs ont reparu depuis deux mois, et depuis quatre ou cinq semaines, des signes d'ophthalmie sympathique irritative se manifestent de l'autre côté.

Le 2 mars 1876. *Enucléation* de l'œil droit staphylomateux, douloureux.

Suites opératoires. — Simples.

Résultat immédiat. — Guérison prompte.

Résultat éloigné. — Le malade n'a pu être retrouvé.

Observation LXXXV (inédite).

Staphylôme antérieur d'un œil, irritation sympathique de l'autre,
énucléation, guérison.

Émilie G..., 26 ans, tisseuse (salle Sainte-Marguerite, no 7, service de M. Gayet). A l'âge de 8 ans, ophthalmie de l'œil droit, qui
ne laissa dans cet organe qu'une perception vague de la lumière ;
développement progressif d'un staphylôme au point que les paupières ne peuvent plus le couvrir aujourd'hui. Cet œil est douloureux, et depuis quelques semaines son voisin paraît s'affecter sympathiquement, car lui aussi est douloureux par moments, sensible à
la pression, et son acuité est descendue à $\frac{7}{15}$.

Le 3 novembre 1875. *Enucléation* de l'œil droit primitivement
affecté, actuellement douloureux et ne possédant plus qu'une perception vague de la lumière. Pièce n° 178. A la partie inférieure,
l'iris et le corps ciliaire sont perdus dans un même exsudat.

Suites opératoires. — Simples.

Résultat immédiat. — Sept jours après l'énucléation, O. G.
$S = \frac{14}{20}$; un mois après, O. G. $S = \frac{13}{15}$.

Résultat éloigné. — Deux ans et demi après l'énucléation, persistance de la guérison.

Observation LXXXVI (inédite).

Staphylômes scléro-cornéens spontanés d'un œil, irritation sympathique
sur l'autre, énucléation tardive, insuccès ; l'affection du second œil
poursuit son cours d'une façon lente, il est vrai.

Marie P..., 23 ans, ménagère (Hôtel-Dieu, avril 1873, salle
Saint-Paul, n° 79, service de M. Gayet). Il y a deux ans, douleurs
dans l'œil droit et perte progressive de la vision dans cet œil. Ce
globe devint dangereux pour son congénère, et lorsqu'elle vint
consulter M. Gayet, il y a un an, l'énucléation eût été faite si la
malade ne se fût pas trouvée enceinte ; l'ophthalmie sympathique
était imminente, aujourd'hui elle est confirmée. Elle se traduit
encore sous la forme irritative, mais intense, et il peut se faire
qu'il y ait déjà un commencement d'altération matérielle dans
l'œil secondairement atteint.

Le 23 avril 1873. *Enucléation* de l'œil droit aveugle et douloureux. Pièce n° 44. Staphylômes scléro-cornéens, iris soudé à la cristalloïde, adhérences tirant sur la tête des procès ciliaires.

Suites opératoires. — Simples.

Résultat immédiat. — Amélioration lente.

Résultat éloigné. — Quatre ans après l'énucléation. L'affection a suivi son cours, la malade n'y voit que pour se conduire et quelquefois même avec peine. Elle éprouve encore quelques douleurs. Si malgré la grossesse on avait opéré la malade lorsqu'elle s'est présentée pour la première fois, peut-être aurait-on eu un meilleur résultat. Quelques douleurs de l'œil qui lui reste, épiphora de l'autre côté.

Observation LXXXVII (inédite).

Staphylôme spontané douloureux d'un œil, irritation sympathique, de l'autre énucléation tardive, demi-succès momentané, aggravation ultérieure.

Jeanne C..., 67 ans, cultivatrice, de Monceau (Ain) (Hôtel-Dieu, août 1871). Ophthalmie grave suivie de fistule cornéenne à l'œil droit, perte complète de la vision en peu de jours. Persistance des douleurs dans ce globe ; deux mois après, l'œil gauche était pris de violents symptômes irritatifs douleurs, photophobie, larmoiement, troubles de l'acuité visuelle ; ces phénomènes durent déjà depuis longtemps.

Le 14 novembre 1871. *Enucléation* de l'œil droit staphylômateux, douloureux et aveugle. Ethérisation (procédé Bonnet).

Suites opératoires. — Simples.

Résultat immédiat. — Les douleurs se sont calmées, mais l'acuité visuelle n'est pas bien revenue.

Résultat tardif. — Mai 1877. Six ans après l'énucléation, l'affection ne resta pas longtemps stationnaire après l'opération, elle souffre encore des deux côtés et n'y voit que pour se conduire.

La période irritative était très-avancée au moment de l'énucléation. Y avait-il même déjà des lésions matérielles? Dans un cas comme dans l'autre, il est à présumer que si l'énucléation même tardive n'avait pas été faite, la malade serait aveugle depuis longtemps.

Observation LXXXVIII (inédite).

Glaucôme chronique d'un œil, irritation nerveuse sympathique
de l'autre, énucléation du premier, guérison du second.

Claudine V..., 53 ans, blanchisseuse de Saint-Genis-les-Ollières
(salle Saint-Paul, service de M. Gayet). La ménopause de cette
femme a eu lieu à 42 ans. Il y a six ans, chute sur le ventre ; à la
même époque elle perdit complètement la vue dans l'espace d'une
nuit du côté de l'œil gauche qui, depuis, est resté sujet à des
poussées douloureuses intermittentes. Depuis quelque temps l'autre
œil est pris de troubles qui paraissent de nature sympathique. Il
est le siége de douleurs ciliaires vives, intermittentes, et quoique
l'acuité soit encore bonne, la force accommodative est considérablement diminuée, car la moindre fatigue fait que les objets sont
vus à travers un brouillard.

Le 20 mai 1874. *Enucléation* de l'œil aveugle primitivement
malade. N° 112 de la collection ophthalmologique « lésions ordinaires du glaucôme chronique. »

Suites opératoires simples. — Œil artificiel.

Résultat immédiat. — Guérison rapide.

Résultat éloigné. — Trois ans après, persistance de la guérison.
La vue a gagné plutôt qu'elle n'a baissé depuis l'énucléation. La
malade peut exécuter toute espèce de travail ; il y a intégrité organique de l'œil qui lui reste et un léger épiphora du côté énucléé.

Observation LXXXIX (inédite).

Glaucome chronique, irritation sympathique, énucléation, guérison.

Marie L..., 64 ans, ménagère, née à Dessine. Il y a cinq à six
mois, la malade a éprouvé plusieurs poussées inflammatoires du
côté de l'œil droit. Depuis deux mois, la vue est complètement
abolie dans cet œil. L'œil gauche commence à être douloureux ; il
est atteint de larmoiement et de photophobie.

Le 6 octobre 1873. *Enucléation* de l'œil aveugle glaucomateux.
Pièce pathologique n° 78.

Suites opératoires. — Simples.

Résultat immédiat. — Guérison presque immédiate.

Résultat éloigné. — 26 juin 1877. Plus de trois ans et demi après
l'énucléation, persistance de la guérison.

Observation XC (inédite).

Glaucôme douloureux, irritation sympathique de l'autre, énucléation du premier, guérison au second.

Etienne R..., 46 ans, cultivateur. Il y a huit mois, perte subite de la vision de l'œil droit. Les douleurs se calmèrent au bout de huit jours. Après une période de calme de sept mois, cet œil est devenu le siége de nouvelles douleurs. Cet état n'est pas sans influence sur l'œil voisin qui, depuis quelques semaines, présente tous les signes de l'irritation sympathique. O. G. $S = \dfrac{3}{5}$.

Le 20 octobre. Enucléation de l'œil droit aveugle.

Suites opératoires. — Simples.

Résultat immédiat. — Cessation des douleurs dans l'œil gauche.

Résultat éloigné. — Neuf mois après l'énucléation, guérison.

VIII

Tableaux des résultats immédiats et éloignés de l'énucléation dans le traitement de l'ophthalmie sympathique.

Tableau A. — Iritis maligne, irido - cyclite plastique.

N° d'ordre	NOM, AGE et PROFESSION.	LÉSION du premier œil.	ETAT peu avant ou pendant l'ophthalmia symp.	LÉSION du deuxième œil.	DURÉE de l'ophthalmie sympathique au moment de l'énucléation.	SUITES du traumatisme opératoire.	RÉSULTAT IMMÉDIAT de quelques jours à quelques semaines.	RÉSULTAT ÉLOIGNÉ. Après énucléation.	
1	Jean T., 26 ans, cultivateur.	O. G. Blessure, 9 mois. Cataract., extract., lin.	Douloureux, calme relatif depuis 21 jours.	O. D. Iritis plastique.	2 mois.	Simples.	Amélioration pendant deux mois.	20 mois.	Cécité, encore quelques douleurs.
2	Constance M., 52 ans, ménagère.	O. G. Phthisie, 6 mois, traumatique.	Douloureux.	O. D. Irido-cyclite.	1 mois.	Id.	Etat stationnaire 1 mois, iridectomie, fonte de la cornée, cécité.	3 ans.	Outre la cécité, encore quelques douleurs.
3	N., 10 ans.	Traumatisme, quelques semaines.	Indolore au début, douleur plus tard.	Ophth. sympt. maligne.	Quelques semaines.	Id.	Marche progressive.	Quelques semaines.	Cécité.
4	Emmanuel M., 7 ans et 1|2.	O. D. Irido-cyclite, 5 mois. traumat., irid., 1 mois après.	Peu douloureux.	O. G. Irido-cyclite sym.	4 mois.	Id.	Amélioration.	10 mois.	Cécité.
5	Louis P., 55 ans, cultivateur.	O. D. Phthisie, 6 mois, traumatique.	Indolore.	O. G. Irido-cyclite, iridectomie.	3 mois.	Id.	Amélioration par les deux opérations.	4 ans et 1|2.	Amélioration encore en progrès, peut se conduire.
6	Cyrille G., 54 ans, marchand de charbons.	O. G. Phthisie, 4 mois, brûlure.	Douloureux.	O. D. Irido-cyclite sym.	15 jours.	Id.	Calme des douleurs, iridect., cécité.	3 ans.	Outre la cécité, douleurs quoique moindres.
7	Auguste S., 75 ans, tailleur de pierre.	O. D. Irido-cyclite, 6 m., traumatique.	Douloureux.	[O. G. Irido-cyclite.	4 mois 1|2.	Id.	Amélioration lég., iridec. Même état.	»	Inconnue.
8	André S., 75 ans.	O. D. Blessure, 8 mois, enclavement de l'iris.	Phthisie peu douloureuse.	O. G. Iritis plastique.	7 mois 1|2.	Id.	Cessation des douleurs.	1 mois 1|2.	Amélioration lente.
9	Joseph B., 13 ans, cultivateur.	O. D. Phthisie, 9 ans, variolique.	Douloureux depuis un an.	O. G. Irido-cyclite.	10 mois.	Id.	Amélioration, récidive, péridect. Amél., récid. Cécité quelque temps après.	4 ans 1|2.	Outre la cécité, douleurs persistantes.
10	Marguerite F., 36 ans, tisseuse.	O. G. Irido-cyclite, 8 ans, spontanée.	Douloureux depuis deux ans.	O. D. Irido-cyclite. Cat., adhérences.	2 ans.	Id.	Extr. lin. Amélioration quelques mois après. Cécité.	5 ans.	Outre la cécité, douleurs persistantes.
11	Elise F., 43 ans.	O. G. Irido-choroïdite, 4 ans, spontanée.	Douloureux, intermittent.	O. D. Irido-cyclite.	1 mois.	Id.	Amélioration.	4 mois.	Cécité, encore des douleurs.
12	Angèle C., 30 ans, ménagère.	O. G. Irido-cyclite, 2 ans, spontanée.	Douloureux, récidive.	O. D. Iritis plastique.	4 mois.	Id.	Amélioration 4 mois après iridectomie.	2 ans.	Cécité, l'amélioration n'a duré que 6 mois. Douleurs moindres.
13	Suzanne R., 49 ans, ménagère.	O. D. Phthisie, 22 ans, repos de 22 ans.	Douloureux depuis quelques semaines.	O. G. Iritis plastique.	Quelques jours.	Douleurs, phlegmon de l'orb. Guérison.	Amélioration.	2 ans 3 mois.	Etat stationnaire.
14	Claudine P., 38 ans, canettière.	O. G. Phthisie, 28 ans.	Douloureux, intermittent.	O. D. Iritis plastique.	Quelques mois.	Tendance au phlegmon qui avorte.	Amélioration légère.	5 ans.	Amélioration persistante.
15	Marie L., 29 ans, ménagère.	O. D Irido-kérato, 6 ans, cyclite.	Douloureux, intermittent.	O. G. Iritis plastique.	1 an.	Simples.	Amélioration, péridectomie.	15 mois.	Guérison presque complète.
16	Claudine B., 53 ans.	O. G. Phthisie, 17 ans.	Douloureux depuis 6 mois.	O. D Iritis exsudative.	3 mois.	Id.	Amélioration.	2 ans 1|2.	Guérison.

Tableau B. — Iritis bénigne, irido-cyclite séreuse, kératite.

N° d'ordre.	NOM, AGE et PROFESSION.	LÉSION du premier œil.	ÉTAT peu avant ou pendant l'ophthalmie symp.	LÉSION du deuxième œil.	DURÉE de l'ophthalmie sympathique au moment de l'énucléation.	SUITES du traumatisme opératoire.	RÉSULTAT IMMÉDIAT de quelques jours à quelques semaines.	RÉSULTAT ÉLOIGNÉ. Après énucléation.	
17	Joseph C., 34 ans, cultivateur.	O. G. Scléro-choroïdo-cyclite, 10 m., spontanée.	Douleurs diminuées.	O. D. Irido-cyclite séreuse.	8 mois 1|2.	Simples.	Diminution des douleurs, même état de l'acuité.	6 mois.	Amélioration de l'acuité visuelle.
18	Pierre G., 22 ans, cultivateur.	O. G. Irido-capsulo-cyclite, 10 m., spontanée.	Douloureux.	O. D. Irido-choroïdite séreuse.	3 semaines.	Id.	Amélioration.	18 mois.	Marche progressive, mais lente.
19	Jean G., 39 ans, cultivateur.	O.D. Irido-choroïdite spontanée.	Sensible depuis 2 ans.	O. G. Iritis.	4 mois.	Id.	Amélioration.	2 ans 3 mois.	Guérison, peut lire et enfiler une aiguille.
20	Rose J., 59 ans, tailleur.	O.D. Staphylôme, 1 an 1|2, adh. iriennes.	Douloureux depuis 1 mois 1|2.	O. G. Iritis.	Quelques jours.	Tendance au phleg., guérison facile.	Amélioration.	3 ans 4 mois.	Etat stationnaire.
21	Marguerite G., 25 ans.	O. D. Staphylôme 3 mois, adh. iriennes.	Douloureux.	O. G. Iritis.	8 jours.	Id.	Amélioration rapide.	2 ans 1|2.	Guérison complète.
22	Georges L., 41 ans, journalier.	O. D. Phthisie, 10 mois, traumatique.	Indolore.	O. G. Iritis.	8 mois 1|2.	Id.	Cessation des douleurs.	2 ans 1|2.	Etat stationnaire, mais sans amél. d'acuité.
23	Julien J., 16 ans, cuisinier.	O. D. Phthisie traumat. dès l'enfance.	Douloureux depuis 1 an.	O. G. Iritis.	8 mois.	Id.	Cessation des douleurs.	5 mois.	Aggravation lente,
24	Charles C., 65 ans, boulanger.	O. G. Phthisie, 4 mois, traumatique.	Douloureux.	O. D. Iritis.	2 mois 1|2.	Id.	Amélioration lente.	2 ans 3 mois.	Guérison.
25	M. X., 40 ans.	O. G. Phthisie, 1 an, traumatique.	Douloureux.	O. D, Iritis et ulcère cornéen.	Quelques mois.	Id.	Perforation de la cornée le 3e jour, cécité rapide.	»	« L'énucléation a-t-elle hâté la perforation ? »
26	Henri M., 17 ans, tisseur.	O. D. Contusion, 8 mois, y voit pour conduire.	Douloureux depuis 1 mois 1|2.	O. G. Kératite phlycténulaire.	8 jours.	Id.	Amélioration.	11 mois.	Guérison.
27	Jean D., guimpier.	O. G. Irido-kératite, 15 ans, cyclite spontanée.	Douloureux depuis quelques mois.	O. D. Kératite à facettes.	Quelques semaines.	Id.	Amélioration progressive	3 ans.	Guérison.
28	Julien P., 13 ans 1|2.	O.D. Staphylôme, 10 ans, leucomateux.	Peu douloureux.	O.G. Kératite panneuse.	Quelques mois.	Id.	Amélioration, pupille artificielle.	11 mois.	Guérison.
29	Alfred G., 28 ans, plombier.	O. D. Commotion, 8 mois, infl. spont., staphyl.	Douloureux.	O. G. Infiltration cornéenne.	6 mois 1|2.	Id.	Amélioration, pupille artificielle.	7 mois.	Progrès de l'amélioration.
30	Enfant D., 11 mois.	O. D. Oph. des nouv.-nés, staphylôme.	Douloureux, fistule cornéenne.	O. G. Infiltration cornéenne.	Quelques mois.	Id.	Amélioration.	10 mois.	Progrès de l'amélioration.
31	Régis S., 44 ans, cultivateur	O. G. Irido-caps. ch. ancienne, iridec. depuis 3 mois.	Douloureux.	O. D. Irido-kératite. Iridect. depuis quelques jours.	Quelques mois.	Id.	Amélioration.	3 ans 4 mois,	Progrès de l'amélioration.
32	Louis D., 44 ans, liseur de dessins.	O. D. Irido-capsulite, 16 ans, spont.	Inflammation depuis 3 mois.	O. D. Irido-kératite ponctuée $S = \frac{2}{15}$	1 mois 1|2.	Id.	Amélioration lente.	2 ans 4 mois.	Cécité.

Tableau C. — Rétino-choroïdite, décollement rétinien, etc.

N° d'ordre.	NOM, AGE et PROFESSION.	LÉSION du premier œil.	ÉTAT peu avant ou pendant l'ophthalmie symp.	LÉSION du deuxième œil.	DURÉE de l'ophthalmie sympathique au moment de l'énucléation.	SUITES du traumatisme opératoire.	RÉSULTAT IMMÉDIAT de quelques jours à quelques semaines.	RÉSULTAT ÉLOIGNÉ. Après énucléation.	
33	Reine R., 53 ans, ménagère.	O. D. Phthisie spontanée, 4 ans. Trois attaques légères de paralysie, catarrhe pulmonaire.	Sensible.	O. G. Décollement rétinien.	4 mois.	Hémorrhagie le soir, perchlorure de fer, phlegmon immédiat de l'orbite, menace de gangrène	Le 4e jour, nouvelle paralysie (hémiplégie gauche, opposée au côté énucléé). Suppuration abondante prolongée, affaiblissement progressif.	2 mois.	Mort. Autopsie impossible.
34	Marie L., 56 ans, marchande.	O. D. Phthisie spont., 25 ans.	Douloureux après 20 ans de repos.	O. G. Décollement rétinien.	6 mois.	Simples.	Amélioration légère.	4 mois.	Cécité, douleurs vives.
35	Pierre P., 66 ans, jardinier.	O. D. Glaucome, 4 ans.	»	U. G. Glaucome $S = \frac{1}{10}$	15 jours.	Id.	Peu d'amélioration.	15 mois.	Cécité, plus de douleurs.
36	Marie C., 42 ans, ménagère.	O. G. Glaucome, 8 mois. Cécité.	Douloureux, cataracté.	O. D. Rétino-choroïdite.	6 mois.	Id.	Cessation des douleurs, amélioration passagère de S.	4 ans 3/4.	Cécité presque complète, plus de douleurs.
37	Jeanne F., 49 ans.	O. D. Cécité, 30 ans, repos, 29 ans.	Douloureux, depuis 1 an jusqu'à 2 mois.	O. G. Rétino-choroïdite	2 mois.	Id.	Amélioration.	4 ans 3/4.	Guérison.
38	Laurent B., 29 ans, colporteur.	O. G. Phthisie, 8 ans. long calme.	Enflammé depuis quelque temps.	O D. Rétinite.	Quelque temps.	Id.	Amélioration.	1 an.	Guérison.
39	Joseph S., 52 ans, cultivateur.	O. D. Blessure, 10 mois. Cécité après 8 jours.	Douloureux, synéchies iriennes.	O. G. Rétinite légère (amblyopie).	8 mois 1/2.	Id.	Amélioration.	3 ans.	Guérison.
40	Jean-Bapt. B., 23 ans, jardinier.	O. D. Phthisie ancienne.	Douloureux, intermittent.	U. G. Choroïdite atrophique.	2 mois.	Id.	Amélioration de l'acuité, cessation des douleurs.	»	Inconnu.
41	Augustin M., 27 ans, boulanger.	O. G. Phthisie, 14 ans.	»	O. D. Scléro-chor.-post. $S = \frac{1}{18}$	Quelque temps.	Id.	Etat stationnaire.	»	Inconnu.
42	Joséphine D., 16 ans, dévideuse.	O. G. Hydrophthalmie, 3 ans.	Douloureux depuis 1 mois 1/2.	O. D. Hydrophthalmie	1 mois.	Id.	Amélioration.	3 ans.	Cécité, douleurs violentes.

Tableau D. — Forme irritative de l'ophthalmie
« asthénopie, amblyopie, larmoiement,

N° d'ordre.	NOM, AGE et PROFESSION.	LÉSION du premier œil.	ÉTAT peu avant ou pendant l'ophthalmie symp.	LÉSION du deuxième œil.
43	Marie L., 14 ans.	O. G. Phthisie, 10 ans, spontanée.	Douloureux après 10 ans de repos.	Irritation sympathique.
44	Marie B., 13 ans.	O. D. Phthisie, 10 ans, spontanée.	Douloureux après 10 ans.	Id.
45	Claudine L., 35 ars, ménagère.	O. G. Phthisie spontanée	Douloureux (intermittent).	Id.
46	Claude G., 53 ans, cultivateur.	Q. G. Pbthisie, 4 mois, spontanée.	Sensible.	Id.
47	Louis D., 28 ans, domestique.	O. D. Phthisie congénitale.	Enflammé.	Id.
48	François B., 23 ans, tailleur de pierres.	O. D. Phthisie, 13 ans, spontanée ?	Douloureux.	Id.
49	J.-B. Larre, 60 ans, scieur de long.	Phthisie, 40 ans.	Douloureux après 40 ans.	Id.
50	Théophile B., 60 ans, domestique.	O. D. Phthisie ancienne.	Douloureux (intermittent).	Id.
51	Louis A., 55 ans.	O. D. Phthisie, 30 ans, spontanée.	Douloureux depuis 1 an.	Id.
52	Marie B., 54 ans, ménagère.	O. G. Phthisie ancienne.	Douloureux.	Névralgie symp.
53	Antoine G., 34 ans, machiniste.	O. G. Phthisie, 5 ans, traumatique.	Sensible.	Irritation sympathique.
54	Louis M., 31 ans, domestique.	O. D. Phthisie, 1 an, traumatique.	Indolore.	Irritation sympathique.
55	Adrien B., 20 ans, forgeron.	O. G. Plaie perforante, 2 ans.	Indolore.	Irritation sympathique. $S = \frac{11}{20}$
56	Sébastien F., 59 ans, mineur.	O. D. Phthisie traumat., 8 mois.	Douloureux.	Irritation sympathique.
57	Auguste G., 40 ans, cultivateur.	O. G. Contusion, 10 ans.	Indolore.	Irritation sympathique.
58	Alexis D., 20 ans, cultivateur.	O. G., plaie perf., 12 ans.	Indolore.	Amblyopie symp.

sympathique, sans lésions matérielles apparentes, photophobie, névralgies ciliaires. »

DURÉE de l'ophthalmie sympathique au moment de l'énucléation.	SUITES du traumatisme opératoire.	RÉSULTAT IMMÉDIAT de quelques jours à quelques semaines.	RÉSULTAT ÉLOIGNÉ. Après énucléation.	
1 mois.	Simples.	Amélioration rapide.	6 ans 1[2.	Guérison parfaite.
3 semaines.	Id.	Amélioration.	4 ans 3 mois.	Guérison complète.
Quelques mois.	Id.	Guérison.	3 ans 1[2.	Guérison.
Quelques semaines.	Id.	Guérison progressive.	8 mois 1[2.	Guérison complète.
Quelques semaines.	Id.	Amélioration rapide.	»	Inconnu.
8 jours.	Id.	Guérison.	»	Enucl. récente.
Quelques semaines.	Id.	Guérison.	»	Inconnu.
Quelque temps.	Id.	Amélioration.	»	Enucl. récente.
4 mois.	Id.	Guérison rapide.	1 an.	Etat stationnaire.
Quelques jours.	Id.		»	Enucl. récente.
6 semaines.	Id.	Guérison.	4 ans 1[2.	Guérison.
3 mois.	Id.	Guérison.	5 ans 1[2.	Id.
Quelques semaines.	Id.	Amélioration.	2 ans.	Id.
6 mois 1[2.	Id.	Amélioration.	2 ans.	Id.
6 ans.	Id.	Amélioration.	»	Enucl. récente:
15 jours.	Id.	Guérison.	14 mois.	Guérison.

N°⁵ d'ordre.	NOM, AGE et PROFESSION.	LÉSION du premier œil.	ÉTAT peu avant ou pendant l'ophthalmie symp.	LÉSION du deuxième œil.
59	Joseph D., 37 ans, pudleur.	O. D. Eclat d'acier, 4 mois.	Moignon indolore.	Amblyopie symp.
60	Charles B., 50 ans, tisseur.	O. G., traumatisme, 37 ans.	Douloureux, intermit.	Irritation sympathique.
61	Philibert B., 28 ans, menuisier.	O. G. Paille de fer, 2 mois.	Douloureux, synéchies iriennes.	Id.
62	Claude C., 32 ans, tourneur.	O. G. Eclat d'acier, 20 ans.	Douloureux après 20 ans de repos.	Id.
63	Anne P., 23 ans, moulinière.	O. D. Plaie perf., 17 ans.	Adhérence irienne, iridectomie.	Id.
64	Félix P., 20 ans, propriétaire.	O. D. Plaie perf., 23 ans, cécité 8 ans après.	Douloureux depuis quelques mois, décoll. rétin.	Id.
65	Charles C., 30 ans, ajusteur.	O. G. Plaie perforante, quelques jours.	Douloureux.	Id.
66	Claude C., 32 ans, journalier.	O. G. Blessure, quelques semaines.	Douloureux.	Id.
67	Honoré P., 12 ans.	O. G. Eclat caps., 7 mois.	Douloureux.	Id.
68	Anne M., 58 ans, ménagère.	O. D. Eclat de bois, 3 mois.	Douloureux.	Id.
69	Pierre J., 68 ans, cultivateur.	O. G. Contusion, 3 mois.	Douloureux, panophthalmie.	Id.
70	Jean-Pierre X., 71 ans.	O. D. Paille de fer, quelques semaines.	Fonte de l'œil.	Id.
71	Martin D., 31 ans, mineur.	O. G. Blessure, 1 an, Cécité.	Douloureux.	Amblyopie symp.
72	Jean G., 31 ans, fabricant.	O. G. Contusion, 27 ans, cataracte extr. Cécité.	Inflammation depuis 9 mois.	Irritation symp.
73	Anne G., 46 ans, journalière.	Irido-cyclite ancienne.	»	Id.
74	Jean F., 76 ans, cultivateur.	O. G. Cécité depuis 20 ans.	Enflammé.	Id.
75	Marie D., 14 ans.	O. D. Irido-cyclite, 8 mois, spontanée.	»	Id.
76	Jean S., 62 ans, cultivateur.	O. D. Irido-capsulo-cyclite, 4 ans 1|2, traumatique.	Douloureux depuis 6 mois.	Id.

DURÉE de l'ophthalmie sympathique au moment de l'énucléation.	SUITES du traumatisme opératoire.	RÉSULTAT IMMÉDIAT de quelques jours à quelques semaines.	RÉSULTAT ÉLOIGNÉ. Après énucléation.	
Quelques semaines.	Simple.	Guérison rapide.	14 mois.	Inconnu.
5 mois.	Tuméfaction conjonctiv.	Amélioration.	»	Guérison.
1 mois 1|2.	Simples.	Amélioration.	5 ans.	Guérison.
7 mois.	Id.	Amélioration.	»	Enucl. récente.
Quelques semaines.	Id.	Amélioration rapide.	4 ans.	Guérison.
Quelques mois.	Id.	Amélioration.	3 ans.	Etat stationnaire.
Peu de jours.	Id.	Guérison prompte.	4 ans.	Guérison.
Quelques jours.	Id.	Guérison.	»	Inconnu.
5 mois 1|2.	Id.	Guérison progressive.	3 ans.	Guérison.
7 semaines.	Hémorrhagie légère.	Guérison progressive.	4 ans.	Guérison.
Quelques jours.	Simples.	Amélioration.	1 an.	Guérison incomplète.
Peu de jours.	Hémorrhagie, opér. assez grave	Guérison instantanée.	»	Enucl. récente.
Quelques jours.	Simples.	Amélioration rapide.	6 mois.	Guérison.
7 mois.	Id.	Guérison.	3 ans.	Guérison.
Quelques semaines.	Id.	Guérison rapide.	»	Inconnu.
Quelques semaines.	Id.	Amélioration.	3 ans.	Guérison.
Quelques mois.	Simples.	Guérison.	3 ans 1|2.	Guérison.
4 mois 1|2.	Légère hémorr. la nuit.	Guérison prompte.	5 ans.	Guérison.

N° d'ordre	NOM, AGE et PROFESSION.	LÉSION du premier œil.	ÉTAT peu avant ou pendant l'ophthalmie symp.	LÉSION du deuxième œil.	DURÉE de l'ophthalmie sympathique au moment de l'énucléation.	SUITES du traumatisme opératoire.	RÉSULTAT IMMÉDIAT do quelques jours à quelques semaines.	RÉSULTAT ÉLOIGNÉ. Après énucléation.	
77	Jean G., 33 ans, tisseur.	Irido-caps. double spont. chr. double, iridectomie.	O. G. Inflammation après iridec.	Irritation sympathique.	Quelques jours.	Simples.	Disparition de l'irritation.	15 mois.	Guérison de la symp., amélioration même de S.
78	Claudine P., 50 ans.	Irido-capsulite.	»	Id.	»	Id.	Guérison.	3 ans 3｜4.	Guérison.
79	Henri R., 8 ans.	O. G. Irido-caps., 5 mois.	Douloureux.	Id.	Quelques semaines.	Supppuration abondante.	Amélioration progressive	4 ans 1｜2.	Id.
80	Ernest D., 16 ans, cordonnier.	O. D. Irido-choroïdite, 9 ans, calme 8 ans 1｜2.	Douloureux 5 mois.	Id.	3 mois.	Simples.	Amélioration.	3 ans 2 mois.	Id.
81	Rose C., 51 ans, ménagère.	Irido-choroïdite ancienne.	Douloureux récemment.	Id.	»	Id.	Guérison rapide.	»	Enucl. récente.
82	Jules B., 34 ans, employé.	O. G. Phthisie, 15 ans, ossification de la choroïdite, douleurs irrégulières.	Indolore.	Id.	1 an.	Id.	Guérison.	5 mois.	Guérison.
83	Madeleine P., 25 ans, domestique.	O. G. Leucome ancien.	Douloureux depuis 2 mois.	Id	3 semaines.	Id.	Guérison prompte.	14 mois.	Guérison.
84	L. S., 22 ans, domestique.	O. D. Staphyl., 3 ans.	Douloureux depuis 2 mois.	Id.	4 semaines.	Id.	Guérison prompte.	,	Inconnu.
85	Emilie G., 26 ans, tisseuse.	O. D. Staphyl., 8 ans.	Douloureux depuis quelques semaines.	Id.	Quelques jours.	Id.	Amélioration.	2 ans 1｜2.	Guérison.
86	Marie P., 23 ans, ménagère.	O. D. Staphyl., 2 ans, scléro-cornéen.	»	Id.	9 à 10 mois.	Id.	Amélioration lente.	4 ans.	Aggravation.
87	Jeanne C., 67 ans, cultivatrice.	O. D. Staphyl., 3 mois, fistule cornéenne.	Douloureux.	Id.	4 mois.	Id.	Cessation des douleurs sans retour d'acuité.	5 ans 3｜4.	Aggravation, mais très-lente.
88	Claudine V., 53 ans, blanchisseuse.	O. G. Glaucome chr., 6 ans.	Douloureux, intermit.	Id.	Quelques semaines.	Id.	Guérison rapide.	3 ans.	Guérison.
89	Marie L., 64 ans, ménagère.	O. D. Glaucome chr., 6 ans.	Douloureux, intermit.	Id.	Quelques semaines.	Id.	Guérison prompte.	3 ans 1｜2.	Id.
90	Etienne R., 46 ans, cultivateur.	O. D. Glaucome, 8 mois.	Douloureux.	Id.	Quelque temps.	Id.	Cessation des douleurs, moins de photophobie.	9 mois.	Id.

Tableau E. — Résultats éloignés de l'énucléation dans les cas d'imminence d'ophthalmie sympathique.

Nos d'ordre.	NOM, AGE et PROFESSION.	LÉSION de l'œil énucléé pour cause d'imminence sympathique.	SUITES du traumatisme opératoire.	RÉSULTAT ÉLOIGNÉ. Après énucléation.	
91	Catherine A ,62 ans, ménagère.	Phthisie, grain de plomb.	Simples.	21 mois.	Acuité normale.
92	Joseph D., 24 ans, garçon pharm.	O. D. Phthisie, éclat de capsule.	Gonflement et phlegmon de la paupière.	4 ans.	Etat normal.
93	Claude T., 32 ans, journalier.	O. D. Phthisie douloureuse.	Simples.	1 an.	Id.
94	Marie F., 22 ans, blanchisseuse.	O. G. Phthisie, ancienne réc.doul.	Id.	33 mois.	Id
95	Louis G., 7 ans.	Phthisie doulour., corps étranger.	Id.	4 ans 1|2.	Id.
96	Jean D., 57 ans, cultivateur.	O. G. Coup de corne, perf. de la cornée.	Id.	15 mois.	Id.
97	Pierre M., 25 ans, cultivateur.	O. G. Cat. traumatique, extr., fonte pur.	Id.	3 ans 1|2.	O. D. Etat même amélioré « scléro choroï. ancienne»
98	Claude L., 27 ans, domestique.	Staphyl. traum., hydrophthalmie.	Id.	3 ans 1|2.	Etat normal.
99	Benoit V., 32 ans, menuisier.	O. G. Staphyl. scléro-cornéen.	Id.	3 ans.	Acuité normale.
100	Pierre C., 62 ans, propriétaire.	Staphyl. traum. supp., hum. vitrée	Erysipèle.	2 ans.	Id.
101	Marie D., 14 ans.	O. D. Staphyl. variolique.	Simples.	32 mois.	Etat normal.
102	Jean M., 27 ans, tisseur.	O. D. Staphyl.	Id.	3 ans 1|2.	Id.
103	Auguste B., 27 ans, ferblantier.	Hydrophthalmie traumatique.	Id.	4 mois.	Id.
104	Benoit D., 37 ans, cultivateur.	Décollement rét., hyphéma.	Phlegmon.	20 mois.	Acuité normale.
105	Alex. G., 62 ans, cultivateur.	Glaucome,quelques signes de l'autre œil.	Hémorrhagie le soir.	1 an.	Etat normal.
106	Jean T., 73 ans, cultivateur.	O. G. Sarcome pris pour glaucome. O. D. Scléro-ch. $S = \frac{4}{50}$	Simples.	20 mois.	Etat stationnaire Scléro-chor. anc. $S = \frac{4}{50}$

Tableau F (additionnel). — Pour les suites du traumatisme opératoire de l'énucléation.

N⁰ˢ d'ordre.	NOM et PROFESSION.	AGE.	LÉSION du globe énucléé.	SUITES du traumatisme opératoire.
107	Nicolas T., perruquier.	81 ans.	O. D. Phlegmon consécutif à un érysipèle opéré sur la demande expresse du pa-tient.	*Mort* trois jours après, pas d'hémorrhagie après l'é-nucléation, syncope le len-demain, coma précédent la mort, autopsie impossible.
108	Louis S., tailleur de pierre.	25 —	O. G. Phlegmon traumatique.	Simples.
109	Ferdinand D., cultivateur.	17 —	O. D. Phlegmon traumatique.	Id.
110	Jean R., mineur.	45 —	O. G. Phlegmon traumatique.	Id.
111	Catherine R., ménagère.	»	O. G. Phelgmon traumatique.	Id.
112	Antoine S., serrurier.	34 —	O. D. Phlegmon traumatique.	Id.
113	Marie M., tailleuse.	23 —	O. G. Phlegmon traumatique.	Id.
114	Joseph R., domestique.	53 —	Phlegmon.	Id.
115	Félix M., colporteur.	67 —	Phlegmon d'un O. opéré 10 ans avant de cat. par. ext.	Id.
116	X.	»	Phlegmon, suite d'opération de cataracte extr.	Id.
117	Laurent M., casquettier.	71 —	O. D. Phlegmon (suite de cataracte extr.).	Id.
118	Claude C., maçon.	26 —	O. D. Phlegmon (suite d'iridectomie).	Id.
119	Jean M., boulanger.	21 —	O. G. Phlegmon (suite d'iridectomie).	Id.
120	Mlle R.,	24 —	O. D. Panophthalmite.	Id.
121	Apolline B., ménagère.	36 —	O. Panophthalmite.	Id.
122	François G., cultivateur.	74 —	O. D. Irido-choroïdite purul. spont.	Id.

Nᵒˢ d'ordre.	NOM et PROFESSION.	AGE.	LÉSION du globe énucléé.	SUITE du traumatisme opératoire.
123	Pierre M.	3 ans 1|2	O. D. Choroïdite purulente spontanée.	Simples.
124	Veuve Décroix, découpeuse.	48 —	O. D. Sclérite suppurée.	Id.
125	Annette D.	33 —	Fonte de l'œil.	Id.
126	Jean T., marchand ambulant.	27 —	O. D. Grand traumatisme.	Id.
127	Charles C., ajusteur.	30 —	O. G. Grand traumatisme.	Id.
128	Camille G., moulinier.	26 —	O. G. Grand traumatisme, fonte de l'œil.	Id.
129	François C.	»	O. D. Grande plaie.	Id.
130	Théophile V., ajusteur.	24 —	O. G. Corps étranger, imminence d'ophthalmie sympathique.	Simples. Etat normal 2 mois après.
131	Claude B., armurier.	33 —	Eclat de capsule, cataracte, aspiration, insuccès.	Simples.
132	Eugène C., cultivateur.	55 —	Grain de plomb, imminence d'ophth. sympathique.	Simples. Etat normal 7 mois après.
133	Claude P., cultivateur.	56 —	O. G. Phthisie traumatique.	Simples.
134	Jean P.	42 —	O. G. Phthisie traumatique.	Id.
135	François V., menuisier.	29 —	Phthisie traumatique.	Id.
136	Frémontin, menagère.	50 —	O. G. Phthisie traumatique.	Id.
137	Henri B., forgeur.	26 —	O. D. Phthisie.	Id.
138	Marie P.	34 —	Phthisie.	Id.
139	Eugénie M.	47 —	Phthisie.	Id.
140	Antoine B., propriétaire.	45 —	Phthisie.	Id.

N° d'ordre.	NOM et PROFESSION.	AGE.	LÉSION du globe énucléé.	SUITE du traumatisme opératoire.
141	Marie G., blanchisseuse.	70 ns .	O. D. Moignon douloureux, suite de cataracte ext.	Simples.
142	Olympe R.	48 —	Moignon ossifié.	Id.
143	François P.	69 —	Moignon douloureux.	Id.
144	Marie L., servante.	29 —	Moignon douloureux.	Id.
145	Anne B., cultivatrice.	»	Moignon douloureux.	Id.
146	Anselme N., menuisier.	21 —	O. D. Moignon douloureux.	Id.
147	Adeline C., couturière.	22 —	O. D. Moignon irritable.	Id.
148	Marie B., journalière.	48 —	O. G. Moignon douloureux.	Id.
149	Nicolas G., marchand ambulant.	40 —	O. G. Moignon douloureux, « sujet hémophylique. »	La plaie saigne souvent.
150	Charles N., journalier.	60 —	O. D. Globe brûlé à l'âge de 1 an. O. G. Chor. atroph. $S = \frac{3}{5}$ imminence sympathique, marche progressive.	Simples. 8 mois après O. G. $S. = \frac{3}{5}$
151	Louis G., tisseur.	20 —	G. G. Scléro-choroïdite traumatique.	Simples.
152	M. X.	»	O. D. Ophth. profonde, après explos. de mine.	Id.
153	Caroline J.	57 —	O. G. Irido-capsulo-choroïdite.	Id.
154	Maria M., dévideuse.	15 —	O. D. Irido-choroïdite.	Id.
155	Charles M., cultivateur.	62 —	G. G. Irido-capsulite, iridect., insuc., inflam.	Suites graves, œdème de la p. sup., enroulement de la p. inf., fièvre, phlegmon, supp. prol., guérison.
156	Charles F., serrurier.	19 —	Irido-cyclite.	Simples.

Nᵒˢ d'ordre.	NOM et PROFESSION.	AGE.	LÉSION du globe énucléé.	SUITES du traumatisme opératoire.
157	Staron, journalier.	17 ans.	Irido-cyclite.	Simples.
158	François D., cultivateur.	70 —	O. D. Irido-cyclite.	Id.
159	Marie T., ménagère.	26 —	O. G. Irido-cyclite.	Id.
160	Claude B., domestique.	43 —	Irido-cyclite traumatique.	Id.
161	Henriette B., ménagère.	45 —	O. G. Irido-cyclite.	Id.
162	Annette B., ménagère.	51 —	O. D. Irido-capsulite.	Id.
163	Benoit R., cultivateur.	64 —	O. G. Irido-capsulite, cataracte traumatique.	Id.
164	Antoinette P.	12 —	O. G. Irido-cyclite, ramollissement.	Id.
165	Marie D.	8 —	Ophth. profonde, suite de brûlure par la chaux	Petite hémorrhagie.
166	Jean-Marie D., cultivateur.	26 —	G. D. Leucome, suite de brûlure.	Simples.
167	Jean D., cultivateur.	39 —	O. D. Cataracte traumat.	Id.
168	Charles D.	37 —	Cataracte siliqueuse traumatique.	Id.
169	Jean B., meunier.	57 —	O. G. Eclat de pierre, abcès, début de phlegmon.	Id.
170	François M.	63 —	O. G. Globe antér. aveugle, traumatisé.	Id.
171	François C., verrier (asthmatique).	54 —	O. G. Cataracte, leucome adhérent, œil glaucomateux.	Douleurs, tendance au phlegmon de l'orbite qui avorte.
172	Bussau, marchand de grains.	27 —	O. G. Abcès sur ancien leucome ramolli.	Simples.
173	Jean-Pierre B., écolier.	15 —	O. D. Staphylôme, traumat. adhérent.	Id.

N° d'ordre.	NOM et PROFESSION.	AGE.	LÉSION du globe énucléé.	SUITES du traumatisme opératoire.
174	Marie M., cultivatrice.	35 ans.	O. D Staphylômes scléro-cornéens.	Simples.
175	Marie D., cultivatrice.	17 —	O. G. Staphylôme douloureux.	Légère hémorrhagie le soir.
176	Jacques C., mineur.	34 —	O. G. Kératocone.	Simples.
177	Marie G., ménagère.	34 —	O. D. Staphylôme cornéen.	Id.
178	Claudine D.	14 —	O. D. Staphylôme variolique.	Id.
179	M. X.	»	O. D. Staphylôme variolique.	Simples. Iridectomie plus tard suivie de succès sur l'autre œil.
180	M. A. Saint-Louis.	»	O. D. Staphylôme antérieur.	Simples.
181	Alexis M., maçon.	39 —	O. D. Staphylôme traumatique.	Gonflement des paupières, tendance au phlegmon.
182	Marie C., vigneronne.	30 —	Staphylôme antérieur volumineux.	Simples.
183	X.	»	Staphylôme douloureux.	Id.
184	Marie G.	17 —	Staphylôme volumineux.	Gonflement des paupières, suites un peu compliquées.
185	Marie D.	4 ans 1[2	O. D. Hydrophthalmie.	Simples.
186	Jeanne C.	15 —	Bufthalmie double, double énucléation.	Id.
187	Daniel B., mécanicien.	69 —	Irido-choroïdite glaucomateuse.	Id.
188	Jean-Baptiste G., cultivateur.	48 —	O. D. Glaucome.	Id.
189	Etienne G., marinier.	73 —	O. G. Glaucome.	Id.
190	Elisabeth C., ménagère.	76 —	O. D. Glaucome chr.	Id.
191	Mme X.	32 —	O. G. Glaucome ch. douloureux.	Id.

N° d'ordre.	NOM et PROFESSION.	AGE.	LÉSION du globe énucléé.	SUITES du traumatisme opératoire.
192	Marie P., concierge.	64 ans	O. D. Glaucome chronique reprenant la forme aiguë.	Simples.
193	Marie P., dévideuse.	41 —	O. D. Glaucome traité sans succès par l'iridectomie.	Id.
194	Antoine G., cultivateur.	75 —	O. D. Glaucome.	Id.
195	Veuve D.	»	O. D. Glaucome.	Id.
196	Pierre P.	66 —	O. D. Glaucome.	Id.
197	Claude D., moulinier.	33 —	Glaucome aigu.	Id.
198	Antoine R., cultivateur.	76 —	O. G. Petite tumeur pédiculée du globe.	Id.
199	Jean D., journalier.	67 —	O. G. Papillome cornéen.	Id.
200	Jean M., cordonnier.	76 —	O. D. Cancroïde de la cornée.	Id.
201	Jean-Marie M., tisseur.	55 —	O. D. Cancroïde de la conjonctive.	Id.
202	Françoise R., journalière.	48 —	O. D. Mélanome de la choroïde.	Id.
203	Flachy.	»	O. D. Cancroïde de la conjonctive bulbaire.	Légère hémorrhagie.
204	Claude P., tisseur.	66 —	O. G. Sarcome de la choroïde.	Simples.
205	Pierre G., cultivateur.	35 —	O. D. Sarcome de la choroïde pris pour un glaucome.	Hémorrhagie opératoire.
206	Casimir P.	48 —	O. D. Petite tumeur à la partie supérieure du globe.	Simples.
207	Antoine M.	38 —	Cancer mélanique intra-oculaire.	Id.

Si nous jetons un coup d'œil sur les précédents tableaux, nous trouvons :

1° Tableaux A, B, C, sur 42 cas d'ophthalmie sympathique avec lésions matérielles diverses :

    Guérison ou amélioration.,........... 17 cas.
    Aggravation ou cécité .... 25 —

2° Tableau D, sur 48 cas d'ophthalmie sympathique sous forme irritative plus ou moins intense, mais sans lésions matérielles appréciables :

    Guérison complète................... 43 cas.
    Guérison incomplète, ou état station-
        naire.,.......................... 3 —
    Insuccès (marche progressive de l'oph-
        thalmie symp.).................. 2 cas.

3° Tableau E. Sur 16 cas, où l'apparition de l'ophthalmie sympathique était imminente au moment de l'énucléation, nous avons pu constater dans tous les cas la persistance de l'état normal après une période de un an à quatre ans et demi.

Ces résultats, surtout en ce qui concerne l'ophthalmie sympathique irritative, ne diffèrent pas beaucoup de ceux des statistiques des auteurs.

En 1865, Rheindorf a rassemblé 75 cas d'ophthalmie sympathique dont 55 traités par l'énucléation ; en voici le résultat :

1° Sur 27 cas d'ophthalmie sympathique avec lésions matérielles diverses :

    Guérison ou amélioration plus ou
        moins longue................... 25 cas.
    Aggravation ou cécité.............. 2 —

2° Sur 28 cas d'ophthalmie sympathique irritative :

    Guérison ou amélioration........... 27 cas.
    Aggravation..................... 1 —

Pour expliquer les résultats de la première série, nous dirons que ces faits ne représentent pas la statistique d'un chirurgien, mais que ce sont seulement des cas heureux que Rheindorf a puisés dans différentes publications antérieures. Des 75 observations qu'il rapporte, 6 seulement lui sont personnelles ; les autres appartiennent à Pagenstecher, à Critchett, à Cooper, et se trouvent rapportés dans les recueils anglais ou allemands, ou dans les Annales d'oculistique.

En 1869, Albert Mooren publiait une série de 32 cas d'ophthalmie sympathique traités par l'énucléation. Dans ce nombre :

1° Sur 15 cas avec lésions matérielles diverses :

    Guérison ou amélioration........... 9 cas.
    Insuccès, aggravation ou cécité...... 7 —

2° Sur 16 cas de forme irritative de l'ophthalmie sympathique :
    Guérison dans tous les cas.

Sur 55 cas d'énucléation préventive, le même auteur avait obtenu 55 succès, quoique, pour plusieurs, l'apparition de l'ophthalmie sympathique fût imminente.

Rossander a donné, en 1876, une statistique de 117 énucléations qui se décomposent ainsi :

    Enucléations pour causes diverses.... 27 cas.
    Enucléation préventive de l'ophthalmie
        sympathique...... .... 22 —
    Enucléation pour cause d'ophthalmie
        sympathique.................. ..... 68 —

1° Sur 35 cas avec lésions matérielles, les résultats furent variables; plus favorables pour l'irido-cyclite que pour l'irido-choroïdite.

2° Sur 33 cas, avec la forme irritative sans lésions organiques apparentes, le succès eut lieu dans tous les cas.

Notre dernier tableau a été dressé en vue de démontrer le peu de gravité des suites du traumatisme opératoire causé par l'énucléation. Dans la très-grande majorité des cas, l'énucléation a été pratiquée dans un but préventif de l'ophthalmie sympathique ; dans quelques-uns, cette affection était déclarée ; dans d'autres, elle était imminente. Si ces cas ne figurent pas dans les autres tableaux, c'est que les résultats étaient trop récents. Enfin, quelques globes ont été énucléés parce que c'était le seul moyen de débarrasser les malades des souffrances qu'ils leur occasionnaient; les derniers ont été énucléés pour cause de tumeurs.

RÉSUMÉ DES LÉSIONS DU GLOBE DANS 207 CAS D'ÉNUCLÉATION :

Phlegmon.... .... 18 cas.
Contusions, blessures, corps étrangers 40 —
Moignons, douloureux ou indolores... 54 —
Irido-capsulite; irido-cyclite; irido-
    choroïdite......................... 34 —
Staphylômes, hydrophthalmies, glau-
    comes, etc........................ 50 —
Tumeurs intraoculaires............. 11 —

AGE ET SEXE DES INDIVIDUS AYANT SUBI L'ÉNUCLÉATION.

Sur 207 cas :

Jusqu'à 10 ans   H.... 8 / F.... 2 .... 10 cas.

De 10 à 20 ans   H.... 10 / F.... 11 .... 21 —

De 20 à 30 ans   H.... 33 / F.... 15 .... 48 —

De 30 à 50 ans   H.... 37 / F.... 18 .... 55 —

De 50 à 70 ans   H. .. 36 / F.... 16 .... 52 —

Après 70 ans..   H.... 11 / F.... 1 .... 12 —

Inconnus............. 9 .... 9 —

SUITES DU TRAUMATISME OPÉRATOIRE SUR 207 CAS :

Suites simples..................... 185 fois.
Hémorrhagie .... 8 —
Erysipèle........................ 1 —
Phlegmon de la paupière supérieure . 1 —
Tendance au phlegmon de l'orbite.. 6 —
Phlegmon de l'orbite............... 4 —
*Mort............................ 2 —

*Ces deux cas de mort ne peuvent être mis qu'indirectement sur le compte de l'énucléation.

Vignaux.   12

Mort. Premier cas. Femme de 53 ans, ayant eu antérieurement à l'énucléation plusieurs attaques de paralysie. (Voir obs. n° 33.)

Mort. Deuxième cas. Il s'agit d'un vieillard de 81 ans, déjà considérablement affaibli par un érysipèle. (Voir n° 107, et indications de l'énucléation.)

Aux 207 cas précédemment relatés, nous pouvons ajouter une nouvelle série de 30 cas de M. le professeur Gayet, plus de 50 à 55 autres énucléations pratiquées dans les divers services de Lyon par MM. Létiévant, Fochier, Daniel Mollière, chirurgiens des hôpitaux. Ces derniers cas portant le chiffre de l'énucléation à près de 300, n'ont pas été recueillis en observations ; néanmoins, nous pouvons affirmer que, dans aucun d'eux, il n'est survenu de complications qui aient pu mettre un seul instant en danger la vie des opérés.

IX

Traitement de l'Ophthalmie sympathique.

I. Moyens de traitement autres que l'énucléation.

Belladone, mercure à haute dose, cataplasmes et sangsues, voilà ce que l'on employait avant Wardrop.

Mackenzie constata toute l'insuffisance de ces moyens, il chercha d'abord à détruire par des caustiques le globe primitivement malade, il pratiqua plus tard l'opération de Barton (1) qui s'attachait surtout à extraire le corps étranger lorsqu'il en soupçonnait l'existence.

En 1854, Prichard, de Bristol, proposait l'énucléation. La première opération de ce genre avait été pratiquée par lui et publiée dans le *Provincial medical and surgical Journal*,(n° du 5 février 1851).

Quelques années plus tard, de Graëfe imaginait de produire une choroïdite suppurative pour amener la des-

---

(1) Barton, de Manchester, enfonce un couteau de Beer à travers la pupille et le cristallin; il excise un lambeau étendu de cornée. Le cristallin et l'humeur vitrée s'échappent et entraînent souvent le corps étranger. Puis il applique un cataplasme et donne une bonne dose de laudanum. Si le corps étranger n'a pas été expulsé tout d'abord, on le trouve souvent, deux ou trois jours après, soit dans le sac conjonctival, soit sur le linge du cataplasme.

Serre, de Montpellier, d'après deux observations, croyant que l'inflammation d'un œil pourrait avoir une influence heureuse sur la marche de la maladie de son congénère, en était arrivé à oser porter une aiguille à cataracte sur la rétine d'un œil, quand l'autre était ambyopique; il n'obtint aucun succès.

truction des nerfs ciliaires. Il passait à travers le globe, prmitivement atteint un fil de laine. Dans cette opération les douleurs ne sont pas très-vives, mais un traitement consécutif de quatre ou cinq semaines est nécessaire. Quoique de Graefe n'ait jamais vu d'opthalmie sympathique succéder à une panophthalmite, la sécurité n'est certainement pas absolue. L'auteur a fini lui-même par abandonner ce moyen d'ailleurs peu employé et qu'il réservait, paraît-il, pour les yeux hydrophthalmiques.

De Graefe indiqua encore de couper le tronc du nerf optique dans l'orbite; il avait sans doute pour but de couper ainsi les nerfs ciliaires. M. de Wecker approuve cette opération, il recommande un petit ténotome courbe qui, étant introduit sous la conjonctive à la partie supéro-interne, glisse en appuyant sur le globe et va sectionner d'un seul coup les nerfs ciliaires, le nerf optique et l'artère centrale.

Mais les résultats ne sont pas toujours durables et Mooren a vu qu'après cinquante ou soixante névrotomies sur diverses branches du trijumeau, le résultat, heureux d'abord, ne fut que de courte durée; Arlt a d'ailleurs démontré la réunion possible des nerfs ciliaires après leur section.

En 1866, de Grafe proposait de diviser les nerfs ciliaires dans la région de ce nom, au point où ils ont leur maximum de sensibilité. Suivant ces indications, E. Meyer (1) a exécuté le premier cette section, mais il n'a ja-

(1) E. Meyer. « Etant donnée la région douloureuse au toucher, où la section des nerfs ciliaires doit être pratiquée, j'y soulève un pli de la conjonctive près du bord de la cornée, et comme dans l'opération du strabisme, je l'incise; puis, pénétrant avec la pointe des ciseaux mousses entre la conjonctive et la sclérotique, je débride le tissu cellulaire qui unit les deux membranes. J'introduis alors un crochet à strabisme

mais employé le procédé dans les cas où la vision n'était pas abolie, ni dans ceux où l'autre œil présentait une iritis maligne ou une iridocyclite confirmée ; dans ces derniers cas il préfère l'énucléation ; il insiste pour que l'incision sclérale soit proportionnelle à l'étendue de la région douloureuse. Ce procédé lui a donné des succès. Secondi, de Gênes, en a publié aussi. Snellen a également pratiqué cette opération. Le docteur Abadie pense que la méthode peut être généralisée : ce serait une opération préventive et pouvant être acceptée par le malade alors que l'énucléation serait refusée ; il faudrait la pratiquer toutes les fois qu'on a un moignon douloureux. Néanmoins la généralité des auteurs estiment que cette opération ne doit pas être remise en honneur. Watson a essayé la section des nerfs ciliaires et le résultat, heureux d'abord, ne fut pas durable; il fallut en venir à l'énucléation dont le succès fut complet et définitif. D'ailleurs la moitié des globes opérés marchent à l'atrophie, ce qui fait que même en supposant les douleurs calmées on ne se trouve pas dans une sécurité parfaite. En outre on n'est pas certain que la section de tous les filets lésés soit effectuée; dans certains cas, la section a dû être répétée. C'est une opération d'accord avec la

sous celui des muscles qui est le plus rapproché de l'incision, et j'arrive ainsi à fixer l'œil. Le crochet étant tenu de la main gauche, je ponctionne avec un couteau la sclérotique derrière la région ciliaire, de manière à éviter le cristallin. La contre-ponction se fait de façon que, la section terminée, j'aie une plaie linéaire parallèle à la plaie du globe oculaire, dans laquelle le corps vitré se présente immédiatement. La longueur de l'incision scléroticale doit être proportionnée à l'étendue de la région douloureuse. La réaction après l'opération est modérée, elle ne demande d'autres soins que le repos, des injections sous-cutanées de morphine en cas de douleur et d'insomnie, et le bandage compressif. »

physiologie, mais dont les résultats pratiques ne pourront jamais soutenir le parallèle avec ceux obtenus par l'énucléation.

En 1874 (Gaz. hebd., p. 17), Verneuil (1) publiait deux cas où il avait obtenu la guérison de l'ophthalmie sympathique par la blépharorrhaphie du côté primitivement malade. Ces cas tout à fait exceptionnels prouvent que la blépharorraphie a une influence heureuse lorsque la lésion irritative de l'œil sympathisant est produite ou entretenue par une occlusion insuffisante ; la méthode ne peut donc avoir qu'une application très-restreinte.

En 1876, reprenant l'ancienne idée de Graefe, M. Boucheron (2) a publié dans la Gazette médicale de Paris une

(1) Verneuil. L'auteur n'a jamais eu d'accident opératoire dans la blépharorraphie.

« *Indications.* — Premier cas : 1º L'énucléation laisserait à nu le nerf optique pouvant encore ainsi provoquer des réflexes, car il ne serait pas recouvert par les paupières comme dans l'énucléation ordinaire ; 2º la surface renversée des paupières peut bien être pour quelque chose dans la production de l'ophthalmie sympathique de l'autre œil ; 3º impossibilité de trouver sur la face un lambeau pour remédier à l'ectropion.

« Deuxième cas : 1º La résection aurait amené l'affaissement du globe et le retrait des paupières en arrière ; 2º l'énucléation aurait nécessité la dissection du symblépharon et la paupière se serait collée à l'orbite. Dans aucun des deux cas on n'aurait pu appliquer un œil artificiel. »

L'auteur ajoute : « Pour savoir si l'occlusion doit remédier à la sympathie, on pourra occlusionner d'abord avec du collodion, et à la remarque de Giraud-Teulon disant que par un œil artificiel on peut couvrir le premier globe, Verneuil repond que la coque artificielle n'est pas applicable au cas où cet œil a conservé son volume normal. »

(2) Boucheron. (*Ann. d'occ.*, t. LXXVI, p. 258.)« Entre le muscle droit supérieur et le droit externe, à l'extrémité de la cornée, on coupe la conjonctive et la capsule de Ténon ; on pénètre ensuite avec des ciseaux courbes entre la capsule et l'œil. Attirant alors en avant le globe oculaire saisi près de la cornée par de fortes pinces à griffes, on tend le nerf optique que les ciseaux coupent comme une corde rigide. Le nerf optique est sectionné, les nerfs et les artères ciliaires sont aussi coupés par

noté « sur la résection des nerfs ciliaires et du nerf optique en arrière de l'œil, substituée à l'énucléation du
globe oculaire dans le traitement de l'ophthalmie sympathique.» Nous ne partageons pas l'opinion de l'auteur
qui croit que cette opération peut remplacer l'énucléation dans tous les cas, à moins que la suppuration ne
soit certaine. Nous croyons au contraire qu'elle tombe
sous le coup d'une partie des objections faites à l'opération de de Graefe et E. Meyer. L'énucléation seule abolit,
et pour toujours, toute communication entre le foyer
d'irritation et les nerfs médiateurs de la sympathie.

Quant à l'iridectomie, elle sera employée pour supprimer toute bride, tout tiraillement dans le premier œil,
lorsque celui-ci conserve encore assez de vision et qu'il
ne peut être sacrifié. La plupart des chirurgiens s'ac-
cordent à dire qu'elle est le plus souvent inefficace. Les
résultats heureux sont rares et de courte durée. Le tissu
cicatriciel ne tarde pas à reproduire les adhérences et
les tiraillements.

Le Dr Norris rejette tout traitement autre que l'énucléation prophylactique ou au moins très-hâtive.

Appendice pour le traitement du deuxième œil. — Pour
le traitement de l'œil secondairement affecté, le premier

quelques coups de ciseaux. Veut-on parfaire l'opération et être absolument sûr qu'on n'a laissé échapper aucun nerf ciliaire ; on agrandit
l'ouverture de la capsule et à l'aide d'une seconde pince à griffes on va
saisir la sclérotique dans l'hémisphère postérieur de l'œil, qu'on fait
ainsi aisément tourner en avant ; on peut alors couper à son aise les
nerfs cilaires qui forment une couronne autour du nerf optique. On
évite de couper l'insertion des muscles droits pour ménager les artères
ciliaires antérieures, rameaux des artères musculaires et conserver à
l'œil tous ses mouvements. »

soin sera de supprimer tout éclairage intense, tout effort accommodatif; il faudra mettre l'organe en repos et le ménager d'une façon absolue; on emploiera une mercurialisation énergique pour combattre les symptômes inflamtoires aigus; des sangsues, un régime diététique sévère de cet œil, comme disent les Allemands, pourront être utiles pendant quelque temps (1).

Mackenzie, Bowman, de Graefe, Critchett, Donders, Pagenstecher, estiment que toute intervention chirurgicale sur le second œil pendant les progrès de l'inflammation sympathique est non-seulement inutile, mais même nuisible; cela ne sert qu'à augmenter les exsudats derrière l'iris, et la maladie progresse au lieu d'être enrayée (2). Il faut d'abord abattre tout phénomène inflammatoire et douloureux. Il faut attendre que la marche prenne le caractère rétrograde, que les exsudats de jaunes qu'ils étaient deviennent bleuâtres, qu'il n'y ait plus de fluctuation de tension du globe. Quand toute l'activité de la maladie est tombée, tout doit être tenté pour rendre au malade une partie de la vision qu'il a perdue; large iridectomie, dilacération des fausses membranes; si la capsule est couverte de dépôts d'uvée ou d'exsudats, on l'enlève en employant le procédé de Bow-

(1) Mackenzie signale un cas où le sulfate de quinine associé au calomel fit disparaître complètement les symptômes cérébraux occasionnés par le début d'une ophtalmie sympathique traumatique.

(2) Cependant de Graefe cite un cas où l'iridectomie pratiquée de bonne heure exerça une influence heureuse sur la marche de la maladie.

Jacobson croit que l'iridectomie échoue parce qu'on l'entreprend trop tard, il faut l'employer de bonne heure; pour lui, l'iridectiomie a de l'utilité moins parce qu'elle supprime une portion de la surface sécrétante que parce qu'elle décharge subitement les vaisseaux par hémorrhagie.

man; le cristallin est-il opaque, on en pratique l'extraction simultanée.

Remarque.— Dans les cas de non-communication des deux chambres dans un œil et surtout si l'adhérence n'a lieu qu'au niveau de la circonférence pupillaire, on doit éviter l'emploi de l'atropine; la pression augmentant dans la chambre postérieure ferait proéminer l'iris, et, par suite, déterminerait une tension croissante du corps ciliaire. Mooren n'est pas éloigné de croire que là peut avoir été le départ de certaines altérations sympathiques.

II. Énucléation (1). Ses différents procédés.

C'est à Bonnet, chirurgien lyonnais, que revient l'honneur d'avoir créé la méthode de l'énucléation; c'est lui

(1) On entend par *énucléation* l'ablation de l'œil moins ses annexes et en particulier son système de muscles. Elle doit être séparée de l'évidement de l'orbite, *exenteratio orbitæ* avec laquelle elle a été aussi fréquemment confondue sous le nom d'*extirpatio bulbi* dont on trouve la première description détaillée *in Bartisch ophthalmolodouleïa*, Dresden 1583.

Remarque analogue à propos de l'*énucléo-dissection*, méthode mixte décrite par Sichel.

Méthode Bonnet. Traité des sections tendineuses, 1841 : « Après avoir écarté les paupières au moyen d'instruments que j'ai conseillés, je couperais le muscle droit interne avec les mêmes précautions que dans le strabisme, puis glissant les ciseaux à travers la plaie que j'aurais faite et les faisant pénétrer entre le sclérotique d'une part et le fascia sousconjonctival et les muscles de l'autre, je couperais tous les muscles droits près de leur insertion à l'œil; après cette section il ne resterait plus qu'à diviser aussi près que possible de l'œil les deux obliques et le nerf optique. L'œil serait alors enlevé sans que j'eusse intéressé aucun vaisseau, aucun nerf et sans que j'eusse pénétré dans les graisses de qui en a établi le principe, et toutes les modifications apportées depuis ne sont que des variétés de procédé tendant à assurer la conservation complète de la conjonctive, la section nette et précise du nerf optique. Bien qu'elle puisse être exécutée dans l'espace d'une à deux

l'orbite.... La plaie étant séparée par un tissu fibreux des graisses de l'orbite, l'inflammation dont elle pourrait être le siége ne pourrait se propager du côté du cerveau. »

Procédé de M. Tillaux. « Lorsqu'ensuite en allant en dehors le long de la surface de la sclérotique, on a coupé le tendon du droit externe, on tourne fortement en dedans le bulbe au moyen de la pince « qui est restée à la même place, » et portant les ciseaux en arrière on sectionne le nerf optique ; la paroi orbitaire externe étant oblique il est beaucoup plus facile d'arriver au nerf optique par le côté externe que par l'interne ; lorsque le nerf optique est divisé, la pince saisit la partie postérieure du bulbe et le tire au dehors à travers la plaie conjonctivale, de manière qu'on voit en avant le segment postérieur, la capsule de Tenon, les autres droits ; les obliques sont ainsi tendus et coupés ras le bulbe. »

Ce mode d'exécution a certains avantages, mais le Dr Fano revendique la priorité de ce procédé.

Procédé anglais. Le malade est couché et le chirurgien se place derrière lui ; après la section des muscles droits, il fait saillir le globe entre les paupières et s'aidant d'une pince qui fixe et entraîne l'œil, il introduit les ciseaux par le côté temporal pour sectionner le nerf optique droit et par le côté nasal si c'est le nerf optique gauche.

Dans plusieurs *hôpitaux* d'Angleterre on emploie une spatule pour faciliter le passage des ciseaux et luxer le globe après la division du nerf optique.

Le professeur Welz a inventé un instrument en forme de cuiller avec lequel on peut, après la section des trois muscles droits, pénétrer jusqu'au nerf optique et recevoir celui-ci dans une échancrure de la cuiller

Le Dr Hoy a plus tard imaginé un double crochet courbé sur le plat et modelé sur la courbure du globe de manière à comprendre entre ses branches le tronc du nerf pour faire porter plus haut sa section, ce qui peut être utile dans certaines lésions du nerf optique.

Bowman, une fois l'hémorrhagie arrêtée, passe, au moyen d'une aiguille à staphylorraphie, un fil aux quatre coins, entre les muscles droits et serre comme pour fermer une blague à tabac.

minutes, elle n'en est pas moins une opération très-dou-
loureuse à cause de la section des nerfs ciliaires ; aussi
la fait-on avec anesthésie.

Nous allons décrire l'énucléation telle que nous l'a-
vons vu très-souvent pratiquer dans le service de M. le
professeur Gayet ; c'est la méthode générale de Bonnet
avec quelques modifications sur lesquelles nous allons
insister.

Hulke a même inventé dans ce but une aiguille spéciale à manche.
Certains chirurgiens font la suture immédiate, d'autres pensent qu'il
faut attendre un à deux jours. Dans les cas où l'œil serait très-enflammé,
on n'emploierait pas la suture, car elle empêcherait la sortie des exsu-
dations inflammatoires. Même dans les autres cas, nous la croyons plus
qu'inutile puisque la réapplication de la conjonctive, se fait aussi bien
toute seule et que plusieurs fois il a fallu, pour cause de rétention,
ponctionner la muqueuse les jours suivants ou même défaire la
suture.

Soelberg Wells, l'opération terminée, remplace le spéculum à arrêt
par un spéculum mince en fil de fer, une petite éponge garnie est intro-
duite dans l'orbite et fixée fortement au bas par un bandage ; au bout
de deux heures il lève cet appareil et place simplement un petit linge
humide sur les paupières fermées. Le professeur de Londres prétend
que la rétraction des paupières par le spéculum, maintenu une heure ou
deux après l'opération, empêche celles-ci de se décolorer et de s'œdé-
matier.

Procédé allemand. Le chirurgien, placé à droite de l'opéré, ne prend
souvent qu'une pince de Blômer ou de Waldau et des ciseaux. Il commence par ouvrir la conjonctive et sectionner le droit latéral situé à
droite de l'opérateur, puis le supérieur, puis l'inférieur. Si alors, sai-
sissant avec la pince le moignon d'insertion bulbaire du droit latéral,
il fait tourner le bulbe autour de son axe vertical, « par conséquent vers
le nez pour l'œil gauche, vers la tempe pour l'œil droit », il peut être
certain que centre de la cornée, moignon du muscle et point d'entrée
du nerf optique sont dans un seul et même plan avec les deux angles
des yeux. Il n'a besoin que d'aller en arrière dans ce plan en partant
du moignon et en suivant la sclérotique pour arriver sûrement à l'insertion du nerf optique qu'il sectionne. Faisant rouler le globe au dehors, il n'a plus qu'à diviser les deux obliques, puis le dernier droit et
enfin la conjonctive en longeant la cornée du côté opposé.

Le malade est assis sur une chaise, anesthésié à l'é-
ther, les paupières écartées par un blépharostat. Le chirurgien se place devant lui, armé de ciseaux courbes,
d'une pince à dents, d'un crochet à strabisme; il a rapidement et simultanément sectionné la conjonctive près
de la cornée et les quatre muscles droits l'un après l'autre
indifféremment. Reste le temps le plus délicat de l'opération, celui auquel les chirurgiens, dans les variétés de
procédé, ont voulu donner le plus de précision, la section du nerf optique. Voici comment M. le professeur
Gayet l'exécute, usant d'un artifice qu'emploient auss
les chirurgiens anglais : le blépharostat est enlevé, on
presse fortement en arrière de l'œil les deux paupières,
de façon que le globe jaillisse à travers la plaie conjonctivale, la fente palpébrale, et devienne proéminent. Si
alors on porte les ciseaux courbes derrière le globe, il
est aisé de prévoir que ceux-ci ayant toute liberté d'action dans la cavité artificielle ainsi produite pourront
sectionner le nerf optique ras de son entrée dans le bulbe
qu'on amène ensuite en le débarrassant du reste de ses
attaches. Tous les avantages de cette pratique (1) sont
mis en lumière, si l'on songe qu'en ce point-là, la capsule de Ténon n'est plus représentée que par une atmos-
phère celluleuse, dans laquelle il serait facile et non
moins dangereux de faire une boutonnière. Qu'on n'ob-
jecte pas les tiraillements auxquels on expose ie nerf optique : à proprement parler, l'œil ne s'avance presque
pas, ce sont les paupières qui passent derrière lui, et
ainsi la tension n'est pas produite. Du reste, le nombre

____

(1) Malheureusement ce moyen n'est pas applicable à un certain nombre de bulbes dont les déformations sont trop exagérées.

d'observations que nous produisons est là pour prouver l'innocuité de cette manœuvre. Elle a, au point de vue du processus de la guérison, un autre avantage sur lequel nous reviendrons, avantage dû à ce que, sur tous les nerfs optiques ainsi sectionnés, la partie adhérente à l'œil est concave en arrière, tandis que celle qui servira plus tard de charpente au moignon est convexe en avant (1).

Ainsi pratiquée sur un œil peu déformé, l'énucléation est une opération simple (2). Nous venons de voir combien il est facile, par un ingénieux artifice, de se mettre à l'abri d'une complication opératoire; examinons maintenant les suites prochaines et éloignées de l'énucléation.

Après l'opération. — Généralement l'hémorrhagie est très-faible, le pansement l'arrête. Que faudrait-il faire si elle était inquiétante? Quelques chirurgiens tordent

(1) Nota.—Si l'on fait porter trop haut la section du nerf optique, celui-ci ne maintient plus l'ouverture ronde de la capsule; le résultat alors est qu'une cicatrice radiée se produit, aplatissant plus ou moins la cavité orbitaire, d'avant en arrière, soulevant même la poche conjonctivale et pouvant devenir ainsi un obstacle à l'usage d'une pièce artificielle.

(2) L'énucléation peut être rendue plus difficile par certaines circonstances telles que :

1º Déformation staphylomateuse ou en sillons de la partie postérieure du bulbe.

2º Adhérences de la sclérotique aux parties voisines, ce qui a lieu dans les cas d'anciens grands traumatismes, d'inflammation aiguë ou de développement rapide du cancer.

3º Perforation pendant l'opération d'un ulcère cornéen laissant échapper le contenu de l'œil, la décortication d'un bulbe collapsé étant plus difficile.

4º Excavation en forme de coupe de l'épanouissement du nerf optique.

les petites artères ; les Allemands remplissent la cavité de l'orbite de charpie râpée ; faire ce pansement sans remplacer le bulbe absent par un bloc de charpie leur paraît un procédé moins bon. Les Anglais font la suture de la conjonctive ou, comme Soelberg-Wells, introduisent une petite éponge avec un linge humide dans l'orbite ; quant à nous, avec M. le professeur Gayet, nous proscrirons, non-seulement comme dangereuse, mais comme inutile, l'introduction de tout corps étranger derrière les paupières. Sur le nombre de plus de trois cents énucléations, il ne s'en est trouvé aucune dont l'hémorrhagie (1) ne cédât au pansement suivant : la plaie d'énucléation ayant été lavée à l'eau fraîche, les deux paupières sont fortement pressées l'une contre l'autre et en arrière pour faire sortir tout le sang qui pourrait rester dans la cavité laissée par le bulbe ; pendant qu'elles sont dans cet état, on applique une petite boule de coton qui les maintient déprimées et par dessus deux ou trois rondelles de ouate ; le tout est fixé par un BINOCLE qu'on laisse quarante-huit heures, car il faut fermer l'autre œil pour supprimer les mouvements *communiqués*. Si le soir l'hémorrhagie se montrait encore, quelques rondelles de ouate et une nouvelle bande, ajoutées au premier pansement laissé en place, en auraient sûre-

(1) Le *perchlorure de fer* sera proscrit d'une manière *absolue*. Le professeur Valette disait qu'on ne devait jamais l'employer dans l'orbite. Dans un cas qu'il citait, il avait trouvé à l'autopsie une lésion des méninges correspondant à l'application du perchlorure au niveau de la fente sphénoïdale.

Nous même nous ne pouvons oublier l'histoire d'une énucléation (obs. 33) où l'application intempestive de cet agent hémostatique fut suivie des accidents les plus graves, accidents qui ne furent peut-être pas tout à fait étrangers à la mort de la malade plus tard survenue.

ment raison. Quarante-huit heures après, la pression des paupières fait évacuer les caillots, le malade se lève et se promène avec un simple bandeau.

Processus de la guérison. — Dans un espace de six à douze jours, la guérison est ordinairement terminée. Des granulations se développent, la surface granuleuse se rapetisse et la conjonctive bulbaire est attirée de la périphérie vers le point d'entrée du nerf optique. C'est alors que l'opéré bénéficiera de l'avantage de la section du nerf après saillie du globe entre les paupières ; en effet, naturellement la cavité laissée par le bulbe tend à se fermer comme une bourse, l'anneau conjonctival vient se souder autour d'un petit bourgeon qui se développe sur le nerf optique : plus saillant sera celui-ci, plus la cicatrisation sera rapide et facile. Enfin, au point de vue de l'esthétique il en retirera un troisième avantage : le fond de la cavité laissée par le bulbe représente une surface souple à convexité de section du nerf sur laquelle vient s'appliquer la concavité de la pièce artificielle ; comme à ce plan convexe aboutissent les muscles droits, il en résulte la possibilité de mouvements coordonnés de l'œil artificiel avec ceux de l'œil sain. L'expérience démontre en effet que le strabisme ne se produit que dans les positions extrêmes de cet œil.

Si la conjonctive bulbaire n'a pu être ménagée, il y aura plus ou moins de muqueuse palpébrale employée à recouvrir la surface saignante ; les paupières seront tirées dans l'orbite, la prothèse sera plus difficile et ne pourra même avoir lieu qu'à la condition de faire subir aux contours de la pièce artificielle une modification en rapport avec la bride ou le soulèvement occasionné par ce déficit. Rarement une petite granulation se montre à l'ouverture conjonctivale quelques semaines après; il suffit de la retrancher d'un coup de ciseaux.

Nous ne partageons pas l'avis de Bader, qui veut appliquer un œil artificiel le quatrième ou le cinquième jour; quand ce ne serait que quelques heures, il faut attendre que l'injection et la sécrétion de la muqueuse soient revenues à l'état normal ou du moins qu'elles ne puissent être considérées comme la conséquence du traumatisme opératoire.

CONCLUSIONS.

I. — Enucléation préventive.

Contre-indications générales. — 1° Toutes les fois que l'œil à énucléer possède encore ou pourra recevoir plus tard une certaine quantité de vision.

2° Dans les moignons actuellement insensibles, indolores spontanément et à la pression.

3° Dans les petits staphylômes et autres altérations indolentes.

Contre-indication spéciale. — Un œil étant dans un repos complet et tout processus inflammatoire y paraissant terminé, ne doit pas être énucléé même sur la demande du malade dans un but cosmétique, si l'organe y voit encore ou s'il pourra y voir avec une opération ultérieure.

L'énucléation préventive est indiquée : — 1° Dans les phlegmons ou panophthalmites oculaires.

2° Dans les grands traumatismes avec désorganisation de l'œil.

3° Dans les blessures de la région ciliaire avec issue de cristallin ou de l'humeur vitrée et perte de la vision.

4° Dans les cas de pénétration de corps étrangers avec amaurose.

Vignaux.   13

5° Dans les atrophies sensibles et douloureuses d'une façon spontanée ou provoquée par la pression.

6° Dans les atrophies ou autres déformations indolentes, mais avec amaurose totale et définitive, lorsque ces altérations sont un obstacle au port d'un œil artificiel.

7° Dans les staphylômes antérieurs volumineux et les petits staphylômes multiples de la zone scléro-cornéenne avec perte de la vision.

8° Dans les hydrophthalmies et glaucomes douloureux non soulagés par l'iridectomie.

9° Dans les irido-cyclites, irido-choroïdites, irido-capsulites traumatiques ou spontanées ayant déterminé une amaurose irréparable par une future opération et conservant un état chronique irritatif.

II. — Enucléation curative.

I. — *Forme irritative comprenant tout genre de trouble fonctionnel sympathique non accompagné de lésions organique*; *l'énucléation est indiquée dans :* 1° Tous les bulbes atrophiés, même les indolores, renfermant ou non un corps étranger, contenant ou non une coque osseuse.

2° Tous les staphylômes irritatifs, hydrophthalmies, décollements rétiniens, glaucomes douloureux et autres altérations des membranes profondes avec perte de la vision.

3° Les irido-cyclites, irido-choroïdites, irido-capsulites traumatiques ou spontanées avec amaurose.

4° Ces mêmes affections alors que l'œil à enlever conserve encore un certain degré de perception visuelle on pourrait l'acquérir plus tard par une opération d'un résultat toujours douteux.

II. — *Forme maligne.* « *Iritis plastique, irido-cyclite et irido-choroïdite.* » *L'énucléation est indiquée dans* : 1° Les atrophies douloureuses spontanément ou à la pression ; les moignons sensibles contenant un corps étranger ou une coque osseuse.

2° Dans les globes atteints d'altérations chroniques douloureuses persistantes qui ne peuvent et ne pourront dans la suite posséder de faculté visuelle.

L'énucléation est contre-indiquée dans : — 1° Les atrophies indolores, les petits staphylômes et leucomes adhérents, ou toute autre affection dont la puissance réacitve paraît temporairement suspendue ou définitivement arrêtée.

2° *Formellement contre-indiquée :* lorsque le globe à énucléer, quelle que soit la lésion, son état d'irritation ou de calme relatif, conserve une certaine faculté visuelle, on pourra la recouvrer par une opération ultérieure ; « cette contre-indication existe même au début de la forme maligne franchement déclarée. »

III. — *Forme bénigne,* « *irido-cyclite séreuse, iritis bénigne, irido-kératite.* » — Mêmes indications que dans la forme maligne ; toutefois l'énucléation sera plus largement pratiquée, et les cas douteux précédemment seront ici tranchés en faveur de l'énucléation.

IV. — *Formes rares.* — Pour les rétinites et rétinochoroïdites, les indications sont les mêmes que dans la forme bénigne.

Quant aux formes exceptionnelles « décollement rétinien, glaucome, excavation de la papille et atrophie du nerf optique, » la certitude du diagnostic sera la condition essentielle de l'indication opératoire qui doit être de la plus grande réserve.

L'énucléation est une opération inoffensive.

L'énucléation a pour objet ordinaire d'enlever un organe difforme, inutile.

Il faut donc la pratiquer dès que l'indication se présente, même quand elle est incertaine.

INDEX BIBLIOGRAPHIQUE

DES TRAVAUX ET OBSERVATIONS PUBLIÉS SUR L'OPHTHALMIE
. SYMPATHIQUE.

————

1841. BONNET (de Lyon). —Aponévroses de l'œil. — Enucléation.
— Traité des sections tendineuses. Lyon, 1841, p. 321, et
Bulletin gén. de thérap., t. II, p. 114. Paris, 1841, et Ann.
d'ocul., t. V, p. 27, et t. VII, p. 30.

1843. HIMLY. Die Krankeiten und Missbildungen des menschlis-
chen Auges, Bd. I, p. 450 et p. 505, et II, p. 414.

1844. BÉRARD. Ann. d'ocul., t. II, p. 179 et p. 183.
MACKENZIE. Traité des maladies des yeux, p. 421, traduit par
Laugier, 1844, avec addition, p. 21, d'une observation per-
sonnelle recueillie en 1843.

1846. SANABILIÉ. Iritis intermittente. Lancet, 1846, et Ann. d'ocul.,
t. XVI, p. 226.

1847. SICHEL (J.). De l'extirpation du globe. Ann. d'ocul., t. XVIII,
p. 40.

1849. TAVIGNOT. Iritis sympathique. Gaz. des hôp. de Paris, 1849,
no 124, p. 496.

1852. MAGNE. Union médicale, Paris, 1852, p. 286.

1853. CRAMPTON-BARTON. London med. Gaz., t. XXI, p. 175, et
Assoc. med. journ., mai 1853, p. 411.

1854. PRICHARD, de Bristol. Des blessures de l'œil et de son extirpation. Provincial med. and surg. Journ., 5 février 1851,
p. 66, et nov. 1852, et Assoc. med. Journ., oct. 1854, et
Ann. d'ocul., t. XXXII, p. 172, et Gaz. méd. de Paris,
1855, p. 520 et p. 616.

TAYLOR. De l'inflammation sympathique du globe de l'œil. Med. Times and Gaz.,1854, p. 439 et p. 465,et Ann. d'ocul., t. XXXIV, p. 256, et Gaz. méd. de Paris, 1856, p. 524.

COOPER (White). On wounds and inj. of the eye. Med. Times and Gaz., 1854, p. 301, et de l'extirpation de l'œil. Ann. d'ocul., t. XXXVI, p. 205.

1855. WHARTON JONES. Principles of ophthalmic. Med. and Surg., London, 1855.

ALBERTETTI. Observations de la clinique de Borelli. Gaz. med. italiana, stati Sardi, et Ann. d'ocul., t. XXXIII, p. 146.

DENONVILLIERS et GOSSELIN. Traité théorique et pratique des maladies des yeux, p. 390. Paris, 1855.

1857. DESMARRES. Traité des maladies des yeux, t. III, p. 751. Paris, 1857.

TESTELIN et WARLOMONT. Ann. d'ocul., t. XXXIV, p. 262, et traduction française du Traité des maladies des yeux de Mackenzie, t. II, p. 117. Paris. 1857, et Supplément, p. 382, 1867.

SALOMON (Vose). Extirpation d'un œil désorganisé à cause d'une affection sympathique de l'autre. Med. Times and Gaz. 1857.

1858. DE BRONDEAU. Des affections sympathiques de l'un des deux yeux à la suite des blessures de l'autre œil. Thèse de Paris, 1858, n° 181, et Ann. d'ocul., t. XLIII, p. 59.

MULLER (H.). Comparaison de l'atrophie des nerfs ciliaire et optique. Archiv. für Opth., t. IV, p. 367.

1859. LANSBERG. De ophthalmiæ neuroparaliticæ natura et causis. Dissert. Berolini, in-8°, 1859, p. 29.

KITTEL. Ueber iridochoroïditis sympathica dextra bedingt durch cataracta natalis sinistra. Allg. Wien. med. Zeit., 1859, n° 45 et 46.

ARLT. Zeitschrift der Gesellschaft der Aerzte zu Wien., 1859, n° 10.

RICHARDSON. Dublin quart. journ. of med. science, nov. 1859 et Arch. gén. de méd. Paris, 1860.

DUBOIS (de Bordeaux). Ann. d'ocul., t. XLI, p. 7.

CRITCHETT. Ann. d'ocul., t. XLII, p. 230.

1860. DIXON. Med. Times and Gaz. 1860, mars, et Union méd. de Paris, 21 août 1866, p. 333, et Ann. d'ocul., t. XLIV, p. 150.

WALTON (Haynes). On sympathic inflammation of the eyeball.

Brit. med. journ., 14 avril 1827 et Lancet, 1858, p. 97, et
Brit. med. journ., 20 oct. 1860,et Gaz. méd. de Paris, 1863,
p. 457, et Med. Times and Gaz., 5 nov. 1864, p. 438.

Bader. Ann. d'ocul., t. XLII, p. 125, et rapport sur les exci-
sions du globe faites au royal London ophthalmic Hospital,
Ann. d'ocul., t. XLIII, p. 43.

Pamard (d'Avignon). Ann. d'ocul., t. XLIII, p. 23.

Guépin fils. Ann. d'ocul., t. XLIV, p. 189.

1861. Salomon (Vose). Névrotomie contre l'ophthalmie sympathique. Med. Times and Gaz.,1861, p. 327.

1862. Pagenstecher. Archiv. für Oph., I, 1. — Klin. Beobach.,
Wiesbaden, 1862, heft. 2, S. 48-62-75 et Ophth. hosp.
Rep. I, p. 216.

Clarke. De l'extirpation dite immédiate du globe de l'œil
après des blessures. Brit. med. Journ., 22 mars 1862.

Bowman. Réunion de la conjonctive après l'énucléation. Gaz.
méd. de Paris, 1862, p. 708.

1863. Congrès ophthalmologique annuel de Heidelberg, session de
1863, *in* Klinische Monatsblatter. (Horner) et Ann. d'ocul.,
t. LI, p. 237.

Lawson. Inflammation sympathique après lésion grave de
l'autre œil. Lancet, janv. 1863, n° 3.

Hart. Sympathetic Ophthalmitis. Lancet, 19 janv. 1863.

Sichel (J.). Ann. d'ocul., t. XLIX, p. 154.

Critchett. Ueber sympathische ophthalmic. Klin. Monatsbl.
t. I, p. 400 et p. 448, et Ann. d'ocul., t. LI, p. 236.

Liebreich. Klin. Monatsblätter., oct. et nov. 1863, et Ann.
d'ocul. t. LI, p. 238.

Heymann. Neuroparalythische Augenentzundung, Klin. Mon.,
t. I, p. 204.

Volkart. Ub. sympath.Tridochorioidis u. Enucleation. Zurich,
1863.

Welz. Instrument pour l'énucléation du globe, présenté au
congrès de Heidelberg de 1863. Klin. Monatsblätter et Ann
d'ocul., t. XLIX, p. 154.

Colberg. Cysticerque ayant déterminé une ophthalmie sympathique, Klin. Mon., t. I, p. 241 ; un deuxième cas a été
publié par de Graefe et un troisième par Jacobson dans les
Archiv. fur Ophth.

1864. Tavignot. Iridectomie contre l'iritis sympathique. Gaz. méd-
de Paris, 1864, n° 10.

Snellen (H.) De ophthalmia neuroparalytica. Nederl, Tydsc h.,
t. VIII, p. 177. Ann. d'ocul., t. LIII, p. 178, et Klin. Mon.,
t. II, p. 224.

Lawson. De l'ophthalmie sympathique. Med. Times and Gaz.
19 oct. 1864, et Ophth. hosp. rep., t. V, p. 42, et Ann.
d'ocul., t. LV., p. 165, et t. LVII, p. 246.

Geissler. Verletzungen des Auges. Leipzig et Heidelberg,
1864, p. 481.

Donders. Ann. d'ocul., t. LI, p. 236.

Soelberg Wells, Ann. d'ocul., t. LI, p. 236.

1865. Congrès ophthalmologique annuel de Heidelberg, session de
1865. *In* Klin. Monatsblätter.

Rheindorf. Sur l'ophthalmie sympathique. Br. Lille, 1865.

Maats. De sympathische and œningen Van Hetoog. Utrecht
1865, et préface de Donders.

Wecker. De l'énucléation de l'œil comme moyen préventif de
l'ophthalmie sympathique. Gaz. des hôp. de Paris, 8 août
1865.

Guépin (de Nantes). Quelques mots pour servir à l'étude de
l'ophthalmie sympathique. Ann. d'ocul., t. LIII, p. 232.

Salomon. Dublin, Quaterly Journ., t. XXXV, n° 58, fév. 1865.

Derby. Ann. d'ocul., t. LIV, p. 238.

1866. Graefe (A. de). Zur Lehre der sympathischen Ophthalmie.
Archiv. für Ophth., 1866, et Clinique ophthalmologique,
édition française, traduction du Dr Meyer, Paris, 1867,
p. 300.

Du même. Archiv. für Ophth., t. IV, 1, p. 123-128.

Du même. Archiv. für Ophth., t. III, 2, p. 442-455, et Ann.
d'ocul., t. LIV, p. 142.

Du même. Arch. für Ophth., t. XII, 2, p. 100, p. 149, p. 154,
Névrotomie ciliaire, p. 171, et Ann. d'ocul., t. XLIX, p. 181,
et t. LIX, p. 180.

Rondeau. Des affections oculaires réflexes et de l'ophthalmie
sympathique. Thèse in-8°, p. 132. Paris, 1866.

Dolbeau. De l'ophthalmie sympathique. Union méd. de Paris,
1866, n° 79.

1867. Mooren (Albert), prof. *in* Dusseldorf. Sympathisches Erkranken.

Ophth. Beobach. p. 143, 151, 154, 160. Berlin, 1867, et Ann. d'ocul., t. LVIII, p. 291.

CZERNY. Bericht ueber die Wiener Augenklinik. Wien, 1867, p. 181.

BERLIN (de Stuttgart). Ann. d'ocul., t. LVIII, p. 153.

MEYER (E.). Ueber die Durschneidung der Ciliar nerven, Sitzungsbericht. Mon. für Augenh. IV, p. 280, et Ann. d'ocul. t. LVIII, p. 129, et t. LXI, p. 172. De la section des nerfs ciliaires dans le traitement de l'ophthalmie sympathique.

HORING. Combinaison de l'énucléation avec le procédé opératoire de Louis, Klin. Mon., t. I, p. 219.

SICHEL (J.-A.) De l'énucléodissection du globe oculaire combinée avec l'extirpation, méthode mixte préférable dans certains cas spéciaux. Gaz. méd. de Paris, 1867, n° 27, et Ann. d'ocul., t. LVIII, p. 56.

CALDERINI. Giovanni, enucleazionne del bulbo dell' occhio in rapporto alla extirpazione alle influenza sull occhio che rimane all anatomia pathologica e alla protesi oculare.In-8°, 46 pp. Torino, 1867.

FOUCHER. Des ophthalmies sympathiques.Journ. des connaissances médico-chirurgicales. Paris, 1867, n° 13, p. 339-343.

WECKER. Traité des maladies des yeux. Paris, 1867, I, p. 413.

1868. LAWSON. Sympathetic Ophthalmia caused by a propagation of the irritation excited by improperly wearing on artificial eye on a partially shrunken globe. Ophth. hosp. Rep., VI, p. 123, et Ann. d'ocul., t. LXV, p. 170.

GREEN (John). A cas of sympathetic ophthalmia following a penetrating wound with logment of a fragment of a percussion cap in the after eye, with remarks upon sympathetic inflammation of the eye, Saint-Louis, 1868. Med. and surj. Journ., p. 204-213.

WALTON (Haynes). Sympathetic Ophthalmia. Lancet, 1868, sept. 26 et oct. 17.

LAWRENCE (J.-A.) Case of sympathetic Ophthalmia cured by Neurotomy, a substitute for removal of the Eyeball. Lancet, 1868, n° 14.

SALOMON. A case of sympathetic Ophthalmia cured by Neurotomy a substitute for removal of the eyeball. Lancet, 1868. décembre 5.

1869. Mooren (Albert, prof. in Dusseldorf). Ueber sympathische Gesichtsstorungen, Berlin, 1869, traduction française, p. 159, de Lebeau (Liége, 1870), et Ann. d'ocul., t. LXII, p. 274, analyse de Laqueur.

Du même. Prof. Schweigger und die Kritik meiner Schrift ueber sympathische Gesichtsstorungen. Dtsche Klinik, n° 46.

Schweigger. Die sympathische Gesichtsstorungen von A. Mooren. Dtsche Klinik, n° 42, und replik, n° 49.

Laqueur. Etudes sur les affections sympathiques de l'œil, thèse de Paris, 1869, in-8°, p. 55, et Ann. d'ocul., t. LXII, p. 194.

Colsmann. Sympathische Augenentzundung nach iriseinklemmung in eine sclerozcornealwunde, 2 falle. Mon. für Augenh. VII, p. 49.

Handy. Case of sympathetic Ophthalmia, 1869 (Boston, med. and surj Journ., IV, 1, p. 5).

Watson (Spencer). Sympathetic Ophthalmia after injury by a chif of iron (Brit. med. Journ., 1869, oct. 16).

Hulke. Ophth. hosp. Rep., t. IV, et Ann. d'ocul., t. LXII, p. 43.

1870. Secondi (de Gênes). Giornale d'Ophth. Italiano, 1869, 1er fasc., et Ann. d'ocul.. t. LX, p. 86.

Du même. Sur la névrotomie ciliaire et l'ophthalmie sympathique. Ann. d'ocul., t. LXIV, p. 256.

Lebrun. Sangsue appliquée sur l'œil, ophthalmie sympathique à l'autre œil. Ann. d'ocul., t. LXIV, p. 136.

Holmes. Contribution à l'histoire de l'ophthalmie sympathique. Soc. d'ophth. amér. Compte-rendu rapport pour 1867 et Ann. d'ocul., t. LXIV, p. 37.

Galezowski. Sur les blessures de l'œil et leurs conséquences. (Gaz. des hôp. de Paris, 1870, n° 149 et suiv.)

Watson (Spencer). A case of sympathetic Ophthalmitis, the result of injury. Succesful result of extirpation of the injured eye. (Transact. of the path. Soc. XX et Lancet, I, p. 821, 1871.)

Du même. A case of body deposit in the eye, the result of injury and cause of sympathetic Ophthalmia. Transact. of the path. Soc. of London, XXII, p. 226.

Du même. Traumatic Ophthalmitis. Brit. med. Journ., II, p. 328.

Wilson (H.). On suppuration of the eyebal after injury. Dublin Quaterly Journ. med. of science, XLIX, p. 500.

Terson. Corps étranger ayant séjourné 43 ans dans l'œil, excision et autopsie de cet organe. Rev. méd. de Toulouse, janv. 1870, p. 12, et Ann. d'ocul., t. LXIII, p. 85.

Reich (de Saint-Pétersbourg). Ueber die sympathische Cyclitis und spasmus des ciliarmuskels. Med. Bote, Saint-Petersburg, XII, et Ann. d'ocul., t. LXXV, p. 14.

Mason. A case of extirpation of the eyeball. S. Oben., 1870, p. 212.

Coccius. De vulneribus oculi in nosocomio ophthalmiatrico a 1868 et 1869 observatis et de oculi curandi modo, in-4o, p. 43. Lipsiæ.

Cohn (Hermann). Die Schussverletzungen des Auges Erlangen, gr. 4, VIII und, 218 p. (Breslau).

1871. Congrès annuel ophthalmologique de Heidelberg, session de 1871, in Klin. Monatsbl.

Pooley (Thomas). Foreing body in the eye diagnosticated by limitation of the visual field. Transact. amer. ophth. Soc. (1870), p. 108, et Ann. d'ocul., t. LXV, p. 270.

Du même. Sympathetic Ophthalmia. New-York, Med. Journ. oct. 1870.

Du même. Verletzung des linken Auges sympathische Ophthalmie des rechten. Verlust des Sehvermogens in dem sekundar Erkrankten Auge. Viedererlangung des Sehvermogens auf dem ursprunglich verletzen Auge (Arch. für Augenh. u. Ohrenh, I, 2, p. 230, et Ann. d'ocul., t. LXVII, p. 203.

Du même. Zwei falle von sympathischer Augenentzündung mit neuroretinitis. (Arch. für Augenh. u. Ohrenh, II, 1, p. 264, et Ann. d'ocul., t. LXXIII, p. 262.)

Pepmuller (Félix). Ueber sympathische Augenaffectionen. Archiv für. Heilkunde 1871, p. 219-243.

Lohman. Sur un cas d'ophthalmie intermittente, Ann. d'ocul. et Gaz. Milano, 1871, p. 185.

Bergh (A.). Om sympatisk oftalmi. Hygiea, p. 49. Nord. med. (1871). Arkiv. III, 4, n° 26, p. 20 (5 cas d'Ophthalmie sympath. Krohn).

Cohn (Hermann). Eigenthümliche from sympathischer Erkrankung nach Schussverletzungen. Klin. Monatsbl. f. Augenheilk, 1871, p. 460-466, et Ann. d'ocul., t. LXVII, p. 300.

VERNON (B.-J.). On excision and abcision of the Eyeball (Saint-Barthol's hosp. Rep. VII, p. 185-192, et VI, p. 284-296, et Ann. d'ocul., t. LXVIII, p. 215.)

CREUS. Traumatisme, ophthalmie sympathique consécutive. (Gazeta medica de Grenada, n°s 67 et 70, et Gaz. méd. de Paris, 1871, n° 14, p. 147.

SCHWEIGGER (C.). Handbuch der speciellen Augenheilkunde, 1871, p. 331-337.

FOX (R.), DACRÉ. Fall von sympathischer Augenerkrankung. (Manchester med. and. surg. Rep., I, p. 64, oct. 1870.)

SEELY (W.). Case of sympathetic Neurosis from wearing an artificial eye. (Clinic., sept. 2, 1871.)

HORING. Iridocyclitis traumatica, enucleatio bulbi. Klin. Monatsbl. f. Augenh., p. 262-264, 1871.

ROBERTSON (Argyll). Case of sympathetic retinitis pigmentosa. (Ophth. hosp. Rep., vol. VII, p. 16-20, et Ann. d'ocul., t. LXV, p. 271.)

LEDOUX. Sur les affections sympathiques de l'œil. Thèse de Paris, p. 87, 1871.

POWER (H.). Report of the cases treated in the ophth. department. (Saint-Georges hosp. Rep. V, 1871.)

NOYES. Sympathetic Ophthalmia in right eye from fragment of iron in left eye. The detroit Review of med. nov. 1871.

PAGENSTECHER. Beitrage zur Lehre von hamorrhagischen glaucom mit amorrhagieen. Archiv für Ophth., XVII, 2, p. 98-112.

BUSINELLI. Ann. d'ocul., t. LXV, p. 151.

VERNEUIL. Gaz. hebd. Paris, 1871, p. 473, et Ann. d'ocul., t. LXVII, p. 221.

NAGEL. Jahersbericht der Ophthalmologie. Bericht für das Jahr 1871, p. 301.

1872. LUDERS (F.). Ein Beitrag zur Lehre von der sympathischen Ophthalmie. Inaug. Diss. Würzburg, 1872.

BILLAUX. Ueber sympathische oder reflectirte Ophthalmie. (Presse méd., XXIV, 34.)

HARLEN. Falle von sympathischer Ophthalmia. Philadelphia med. Times, III, oct. 31, 1872.

Mills. Two cases of sympathetic Ophthalmia, Med. Times, oct. 26, 1872.)

Little. Injury of the eye, enucleation. (Brit. med. Journ. p. 252, 1872.)

Hale (J.). Bony tumour in the eyeball producing sympathetic irritation of the other eye, enucleation, recovery. (Philadelphia med. and surg. Rep., p. 400, 1872.)

Gosselin. Choroïdite sympathique, atrophique et exsudative. (Journ. d'ophth., I, p. 9-15, et Ann. d'ocul., t. LXVII, p. 114.)

Tillaux. Du traitement chirurgical de l'ophthalmie sympathique, nouveau procédé d'énucléation du globe de l'œil. (Bull. gén. de thérap., 1872, n° 83, p. 24-34, et Ann. d'ocul. t. LXVIII, p. 182, et aussi Réclamation du Dr Fano pour son traité, t. II, p. 540, Ann. d'ocul., t. LXVIII, p. 284.)

Just. Enucleatio bulbi mittodtlichem Ausgange. (Klin. Monatsbl. f. Augenh., 1872, p. 253-256, et Ann. d'ocul., t. LXX, p. 255.)

Carter (R.). Brudenell. Clinical lecture on the three periods of a case of sympathetic Irritation of the eye. (The Practitioner, n° 49, july 1872.)

Warlomont. Rapport du congrès ophthalm. de Londres, 1872, et édition française. Paris, 1873, p. 16-31, et Ann. d'ocul., t. LXVIII, p. 15.

Testelin. Ophthai. hosp. Rep., vol. VI, 3e partie (suite, V, t. LXVI, p. 54), traduc. des observations de Vernon, Cooper, Lawson, Bowman, Streatfield, Hutchinson. Ann. d'ocul., t. LXVIII, p. 215.

Knapp. Archiv. für Augen und Ohrenh., t. II, abth. 1, 230, et II b. 188, et Ann. d'ocul., t. LXVIII, p. 253.

Streatfield. Conservation ou destruction de la conjonctive dans les cas d'énucléation du globe. (The Lancet 1872, 15 juin, p. 824, et 22 juin, p. 856, et Ann. d'ocul., t. LXX, p. 197.)

1873. Congrès ophthalmologique annuel de Heidelberg, session 1873, Klin. Monatsblätter.

Arlt. Ueber sympathische Augenetzündung, Wiener mediz. Wochenschr., n° 5, 1er fév., p. 97, 121, 145, 1873.

Hersing (F.). Compendium des maladies des yeux. Erlangen, 1873.

CARRERAS Y ARAGO. De la enucleation del ojo como el major preservativo de las oftalmias sympathicas. Cronica oftalmologica, ano III, n° 5, p. 81 à 86. Cadix, 1873).

DRANSART. Documents pour servir à l'histoire des affections sympathiques de l'œil. 1873, thèse de Paris, n° 438.

FENOGLIO (Stephano). Della ciclite simplice e simpatica. Lezzione, Gazz. med. ital. prov. venete, 1873, n°ˢ 24 et 25, p. 197-205.

MULLER (Hugo). Zup Casuistik der Cyklitis. Inaug-Diss. Greifswald, 1873.

NOYES (H.D.). Herpes zoster ophthalmicus of the left side; causing loss of the corresponding eye, ad subsequent loss of the opposite eye. Transac. amer. ophth. Soc., p. 71-72. 1873.

BARBAR (J.). Ueber enige seltenere syphilitische Erkrankungen des Auges, p. 14, ann. 1873).

PAGENSTECHER. Meningistis mit lethalem Ausgang nach enucleatio bulbi sinistri. Irido-choroïditis sympath. oc. dextri. 1873. Klin. Monatsbl. f. Augenh., p. 123-130, et Ann. d'ocul., t. 73, p. 15.

LINDNER (Sigmund). Zwei Falle von sympathischer Augenentzündung (Wiener, med. Presse, n° 17. 1873.

HALL (A.-D.) Sympathetic Ophthalmia, with a case. Philadelpha medical Times, 1873, april 26, p. 476.

POWER (H.). A case of sympathetic Ophthalmia in which recovery resulted. Ophth. hosp. Rep. VII, p. 443-451 .

TAY (W.). Sympathetic Ophthalmia of the other eye in five wecks. Ophth. hosp. Rep. VII, p. 505-512.

WATSON (S.). Ophthalmitis and sympathetic Ophthalmia (Lancet I, p. 663, 10 mai 1873, et Ann. d'ocul., t. LXXII, p. 287). Corps étranger dans le vitreus. Enucléation, guérison de l'œil sympathiquement malade.

MOOREN (Albert). Ophthalmologische Mittheilungen aus dem Jahre. 1873. Berlin, 122 p.

KLEIN (S.). Ueber sympathische Ophthalmie nach staaroperationem (Ophth. Gesellschaft. Klin Monatsbl. für Augenheilk, p. 334-344, 1873, et Ann. d'ocul., t. LXXIII, p. 65).

SCHENKEL (Adolf.). Ein Fall von plotzlich aufgetrener Peliosis circumscripta der Wimperne (Archiv. für Dermatologie u Syphilis, V, p. 137-139.)

Soelberg (Wells), prof. d'ophth. au King's College de Londres. Traité pratique des maladies des yeux, traduct. française Paris, 1873, p. 204-217 et p. 699.

1874. Congrès de Heidelberg, session 1874, Compte rendu des Klinische Monatsblätter, et Ann. d'ocul., t. LXXIII, p. 65 « Dr Klein (de Vienne), Rothmund, Dr Josten (de Munster), Horner, Hänel, Alexander, von Welz, Knapp, Arlt, Meyer, O. Becker. »

Dr Hoy. Instrument pour faciliter la section du nerf optique dans l'énucléation (Transac. amer. Soc. Newport, juillet 1874, et Ann. d'ocul., t. LXXV, p. 166).

Arlt. Enucleatio bulbi in Handbuch der Gesammten Augenheilkunde, von prof. A. Graefe (in Halle) und prof Theod. Saemisch (in Bonn), Band III, I Theil (Operationslehre), p. 415-428. Leipzig, 1874.

Verneuil. De l'occlusion permanente des paupières par la blépharorraphie dans certains cas d'ophthalmie sympathique (Gaz. hebd. Paris, 1874, p. 19).

Norris (W.). On sympathetic Irritacion (Philadelphia, med. Times, 1874, oct., p. 65).

Gad. Om de sympatiske Ojenafbektioner, 1874, inaug. Diss. Kobenhaven (en danois).

Osio. Ophthalmie sympathique, énucléation, résultat inespéré (Ann. d'ocul., t. LXXIII, p. 186).

Hegele. Sympathische Augenentzündung (Zeitschr. für Wundärzte und Geburtsh. no 12, 1874).

Galezowski. Sur une forme particulière d'ophthalmie sympathique antérieure (Recueil d'ophth., p. 354-356, 1874, et Traité des maladies des yeux, p. 751 et p. 699. 2e édit. Paris, 1874).

Desmarres (A.). Leçons cliniques sur la chirurgie oculaire. 1874, p. 248-278.

Jeffries (B). A foreign body in the globe only producing sympathetic trouble after thirteen years (Transat. amer. ophth. Soc.. p. 203, 1874,) et Zoster ophthalm., p. 73-78, 1873).

Watson (S.). On sympathetic Ophthamia with an analysis of 14 cases treated by enucleations (The Practitioner. March., 1874).

Schmidt (H.). Sympathische Ophthalmie (2 fälle). Klin. Monatsbl. f. Augenh. 1874, p. 177-186.

Brecht. Ueber concentrische Einengung des Gesichtsfeldes, sympathisch entstanden. Avec 1 fig. (Arch. f. Ophth., XX, 1, p. 97-112).

Derby. Sympathetic Ophthalmia persisting alter enucleation. Removal of extremity of optic nerve and surrounding tissues. Recovery (Transac. amer. ophth. Soc., p. 198-202. Newport, juillet 1874, et Ann. d'ocul., t. LXXV, p. 165).

Hirschberg. Klin. Beobachtungen, p. 35, 1874.

Pomeroy. Glaucomatous inflammation of tha fellow eye resulting from the linear extraction of a traumatic cataract ; early Iridectomy ; cure (New-York med. Record. March., 1873. p. 104.

Steffan. Jahresbericht seiner Augenheilanstalt, 1874. Frankfurt a. Main 19 p. p. — Bericht über dessen Augenheillanstalt, 1873-74, in Jahresberichte über die Verwaltung der medicinalwesen, etc., der stadt Frankfurt a. Main, XVIII, Jahrgang, 1874, et Archiv. für Ophth., XI, p. 128.

Jacobi. Vorzeitige und acute Entfarbung der Wimpern beschrankt aufdie Lider eines sympatisch erkraukten Auges (Klin. Monatsbl. für Augenh., 1875, p. 153, et Ann. d'ocul, t. LXXV, p. 78).

Grossmann. Beitrag zur sympathischen Augenentzündung (Berliner Klin. Wochenschrift, 1875, n° 14, p. 15).

Magni. Analisi clinice di due occhi alterati per irido-coroidite... (Rivist. clin. di Bologna, febr. e marzo, 1875).

Keiser. Sympathic Ophthalmia (Philad. med. and surg., Rep. XI, décembre 1875).

Bowen Schaw. Two cases of sympathetic disease following long standing penetrating wounds... (the New-York, med. Record, 20 march, 1875).

Pfluger. Zur sympathischen Ophthalmie (Correspondenzblatt für Schweizer. Aerzte, n° 7, et 8, 1875).

Samelsohn. Zur Nosologie and Therapie der sympathischen Erkrankungen (Archiv für Augenh. und Ohrenh., IV, 2, p. 280).

Derselbe. Ueber vasomotorische Storungen des Auges, Eine vasomotorische neurose des Ciliarkorpers, Cyclitis vasomotoria (Græefe's Archiv., XXI, 13, 29-99).

Walton (Hynes). Sympathetic Ophthalmitis (Med. Times and Gaz., 1875, sept. 12).

BRIÈRE. Cas de cécité des deux yeux, etc. (Gaz. des hôp., 1875, Paris, n° 90, p. 715, et Ann. d'ocul., t. LXXV, p. 289).

HOGG. Clinical remarks on Staphyloma, the med. Press and Cir., 25 march 1875.

1876. MACNAUGTON. De l'énucléation de l'œil après les traumatismes du globe oculaire (The Dublin Journ. of med. science, fev. 1876, p. 123, et Ann. d'ocul., t. LXXVI, p. 84).

MOLLIÈRE (D.). De l'énucléation dans les cas de phlegmon grave de l'œil (Lyon méd., 25 juin 1876, et Ann. d'ocul., t. LXXVI, p. 80).

ROSSANDER. Contributions à l'étude de l'ophthalmie sympathique (Nord. méd., Archiv., t. VIII, 1, p. 1. Stokholm, 1876, et Ann. d'ocul., t. LXXV, p. 301).

SAVARY (du Mans). Contribution à l'étude des ophthalmies sympathiques (Ann. d'ocul., t. LXXII, p. 17, et t. LXXVI p. 151).

REICH (de Saint-Pétersbourg). Cyclite et ophthalmie sympathique. Ann. d'ocul., t. LXXV, p. 14.

WARLOMONT. Ann. d'ocul., t. LXXV, p. 29, et t. LXXVI, p. 155.

BOUCHERON. Note sur la résection des nerfs ciliaires et du nerf optique en arrière de l'œil substituée à l'énucléation du globe oculaire dans le traitement de l'ophthalmie sympathique. Gaz. méd. de Paris, 1876, et Ann. d'ocul., t. LXXVI, p. 258.

WECKER. Hanbuch der gesammten Augenheilkunde von prof. A. Graefe, und prof. Saemisch, Band IV, 2, p. 519. Leipzig, 1876.

ABADIE. Traité des maladies des yeux, t. I, p. 317. Paris, 1876.

1877. RUVIOLI (de Cremone). Névrose binoculaire entretenue par une ossification rétinienne et guérie par l'énucléation du globe ossifié. Ann. d'ocul., t. LXXVII, p. 165.

BADAL. Observations d'ophthalmie sympathique (Gaz. des hôp., 11 janv. 1877, et Ann. d'ocul., t. LXXVII, p. 84.

TABLE DES MATIÈRES

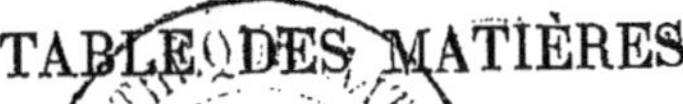

Paris. A. Parent, imprimeur de la Faculté de Médecine, rue M.-le-Prince 31.